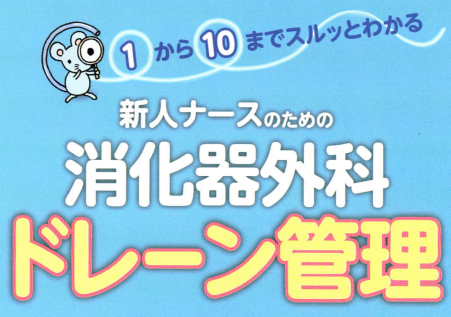

1から10までスルッとわかる

新人ナースのための
消化器外科
ドレーン管理

監修
三重大学大学院医学系研究科 消化管・小児外科学 教授
楠 正人

・本書で取り上げる商品の解説には、一部適応外（承認外）使用も含まれます。実際の使用にあたっては、かならず個々の添付
　文書を参照し、その内容を十分に理解したうえでご使用ください。

はじめに

　消化器外科手術は、近年、手術法だけでなく、周術期の管理法も著しい進歩を遂げています。本書は、消化器外科の看護で知っておくべきドレーン管理の基礎をあらゆる面から紹介した増刊です。

　一言にドレーンといってもドレーンの目的、種類などにより管理法は多様です。ドレーン管理を習得するためにドレナージ・ドレーン管理とは何かといった新人ナースが知っておきたい基本的な知識だけでなく、実際の看護ですぐに使える管理手技の方法、コツ、術式別・トラブル別のドレーン管理、患者指導など、知っておきたいドレーン管理の知識が網羅されるよう、消化器外科領域現場で活躍されている医師、看護師の方々の多角的な視点から最新の情報と実用的なドレーン管理法を執筆していただいております。

　本書は、これから消化器外科病棟の看護にあたる新人ナース向けに作成されていますが、経験豊かなエキスパート看護師の皆さんにも必ず新たな気づきがあると思います。ドレーン管理の細かい手技写真や排液写真もオールカラーで掲載していますので、簡潔かつ理解しやすく、多忙な業務の合間にも容易に学んでいただける内容となっております。

　本書を通して、消化器外科病棟におけるドレーン管理の1から10を習得していただき、明日からの臨床に役立てていただけると幸いです。

三重大学大学院医学系研究科 消化管・小児外科学 教授
楠 正人

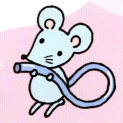

2017 春季増刊

消化器外科NURSING

1 から 10 までスルッとわかる

新人ナースのための**消化器外科**

ドレーン管理

監修
三重大学大学院医学系研究科
消化管・小児外科学 教授
楠 正人

はじめに 3

1章 ドレーンのキホン

―――――――――― 三重大学大学院 **荒木俊光** ほか

❶ ドレーンとは 8
❷ ドレーンの目的 10
❸ ドレーンの方法 12
❹ ドレーンの種類 16
❺ ドレーンの留置部位 22
❻ 略語集 25

2章 コマ送り写真・イラストでよくわかる！ドレーン管理の手技

―――――――――― 広島大学病院 **徳永友梨恵** ほか

❶ ドレーン固定 28
❷ 排液観察 32
❸ 刺入部と刺入部周囲の観察 36
❹ ドレッシング材、ガーゼ交換 38
❺ ルート管理 42
❻ 排液バッグの管理 47
❼ 感染対策 55
❽ 胸腔ドレーンの管理 59

3章 治療用チューブの管理

―――――――――― 兵庫医科大学 **麻野泰包** ほか

❶ 治療用チューブとは 68

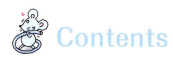

Contents

② 胆管チューブの管理 ･････ 71
③ 膵管チューブの管理 ･････ 80
④ 経鼻胃管の管理 ･････ 86

4章 術式別ドレーン管理とケア

① 食道切除術 ･････ 94
　　がん研有明病院　峯 真司 ほか
② 胃切除術および胃全摘術 ･････ 98
　　がん研有明病院　井田 智 ほか
③ 肝切除術（胆道再建を伴わないもの） ･････ 107
④ 胆道切除術 ･････ 113
　　杏林大学病院　金 翔哲 ほか
⑤ 膵頭十二指腸切除術 ･････ 119
⑥ 膵体尾部切除術 ･････ 126
⑦ 膵全摘術 ･････ 131
　　金沢大学　牧野 勇
⑧ 結腸切除術 ･････ 136
⑨ 低位前方切除術 ･････ 143
　　東邦大学医療センター大橋病院　髙橋亜紗子 ほか
⑩ 人工肛門造設術（マイルズ・ハルトマン） ･････ 148
　　東京大学医学部附属病院　平田悠悟 ほか
⑪ 虫垂切除術 ･････ 152
　　東京大学医学部附属病院　瀧山亜希 ほか

5章 ドレーントラブル対応

① 自己抜去 ･････ 156
② 事故抜去 ･････ 160
③ 接続外れ・接続間違い ･････ 163
　　東海大学　矢澤直樹 ほか

Contents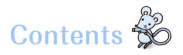

❹ 自然抜去・迷入・切断 ……………………………………… 165
❺ ドレーン閉塞 ……………………………………………… 170
❻ 刺入部の感染 ……………………………………………… 175

愛知県がんセンター中央病院　伊藤誠二

6章 ドレーンからわかる合併症への対応
❶ 縫合不全 …………………………………………………… 180
❷ 術後出血 …………………………………………………… 185
❸ 膵液漏 ……………………………………………………… 189

慶應義塾大学　石田 隆　ほか

❹ 胆汁漏 ……………………………………………………… 193
❺ 腹腔内膿瘍 ………………………………………………… 198
❻ 乳び漏 ……………………………………………………… 203

名古屋大学大学院　杉本博行　ほか

7章 ドレーンに関する術前術後指導
❶ ドレーンに関する術前術後指導 ………………………… 208

医療法人明和病院　末武千香　ほか

8章 ドレーン管理に必要な医療機器・医療材料の特徴はやわかり

和歌山県立医科大学附属病院　吉田純子　ほか

❶ ドレーンの形状 …………………………………………… 222
❷ ドレーンの材質 …………………………………………… 226
❸ 持続吸引器 ………………………………………………… 230
❹ 排液バッグ ………………………………………………… 234
❺ 半閉鎖式ドレーン ………………………………………… 236

索引 …………………………………………………………… 237

表紙・本文デザイン ● 安楽麻衣子　表紙・本文イラスト ● 福井典子

1章
ドレーンのキホン

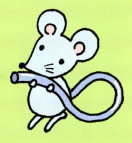

① ドレーンとは

三重大学大学院医学系研究科 消化管・小児外科学 荒木俊光　大北喜基　大井正貴　問山裕二
廣純一郎　吉山繁幸　楠 正人

同 先端的外科技術開発学 小林美奈子

✽ ドレーンとドレナージ

　ドレナージ（drainage）とは、体内に貯留した消化液、膿、血液や浸出液などを体外に排出することによって、感染症の原因物質を除去したり体腔内を減圧する処置のことです。そして、そのために用いられる器具（チューブ）がドレーンです。手術室で実施されるものから、検査室、あるいはベッドサイドや外来で実施されるものまで、その種類や程度はさまざまです。

✽ ドレナージの種類

　臓器内に直接ドレーンを留置して行われるドレナージと、臓器周囲のスペースに対して行われるドレナージに大きく分けられます。

◆ 臓器に留置するドレナージ

　臓器に留置されるドレナージで、留置される側の臓器として、主に胆管や胆嚢が挙げられます。具体的には経皮経肝胆道ドレナージ（percutaneous transhepatic biliary drainage；PTBD）や経皮経肝胆嚢ドレナージ（percutaneous transhepatic gallbladder drainage；PTGBD）などが行われます。手術後に留置されるCチューブやTチューブもこの一種です。また、経鼻胃管（NGチューブ）やイレウス管、あるいは経肛門的カテーテルなどは、腸管内容物を体外へ"ドレナージ"するドレーンの一種とも考えられます。

◆ 臓器周囲に対するドレナージ

　臓器周囲に対して行われるドレナージには、膿瘍ドレナージ（図1）や胸水・気胸・血胸などに対する胸腔ドレナージなどが挙げられます。手術後の皮下、胸腔内、あるいは腹腔内ドレナージもこちらに該当します（図2）。

✽ ドレナージを行ううえでの注意点

　ドレナージは当然、患者さんの治療に役立つことを目的に実施されますが、その効果を十分に発揮させるためには、ドレナージの目的、方法、種類などをしっかりと理解することがとても重要になってきます。一方で、誤った使用によって、医療

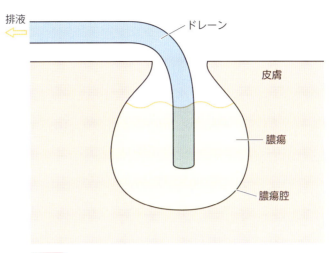

図1 経皮的膿瘍腔ドレナージ

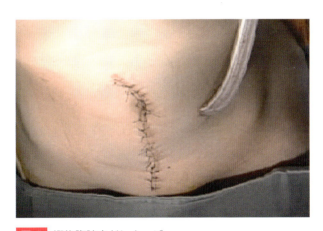

図2 術後腹腔内ドレナージ

コストや医療従事者の労力の浪費となるだけでなく、患者さんに体動制限や疼痛といった直接の影響や、事故や感染、あるいは臓器損傷といった合併症による不利益を与えることになります。このようなことが起こらないようにするため、正しい知識を身につけてください。

＊ドレーン抜去について

さらに、ドレーンはあくまで患者さんの体にとっては異物です。そのため、必要がなくなれば速やかに抜去されなければなりません。もちろん、抜去するタイミングは担当医が判断するのですが、ドレーンやドレナージに関する観察記録や報告が、その判断にとって非常に大きな助けとなることはいうまでもありません。

② ドレーンの目的

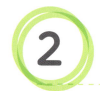

三重大学大学院医学系研究科　消化管・小児外科学　荒木俊光　大北喜基　大井正貴　問山裕二
　　　　　　　　　　　　　　　　　　　　　　　廣純一郎　吉山繁幸　楠 正人

同　先端的外科技術開発学　小林美奈子

　ドレナージはその目的によって「情報ドレナージ」「予防的ドレナージ」「治療的ドレナージ」と大きく3種類に分類されます。

✻ 情報ドレナージ

　情報ドレナージは術後出血、消化液（胆汁や膵液など）の漏れなど、手術によって引き起こされる異常を早期発見するためや、貯留物の量や性状を知るために行います。

　情報ドレーンは多くの場合、吻合部の近くに留置されます。しかし、吻合部に近すぎるとドレーンが接触して、逆に吻合部を傷つけてしまう恐れもあります。そのため、この情報ドレーンは通常、術後48時間以内に抜去されるべきであると考えられています。

　消化管の縫合不全を発見する目的でも留置されますが、一般的に消化管の縫合不全が起きるのは術後約1週間であり、その時点まで「情報ドレーン」として留置されるのは避けられるべきです。

✻ 予防的ドレナージ

　予防的ドレナージは主に手術後の創や腔に対して行われます。これらのスペースが形成されているか、またはその可能性が大きい場合、癒合して治癒するまでの間に血液や浸出液が貯留し、感染や合併症が起こるのを予防する目的で留置されます。

　正常な経過をたどれば、排出される液量は徐々に減っていきます。その量や性状を見て抜去の時期を検討します。そのため、通常は「情報ドレナージ」よりやや長めに行われます。

　一方で、ドレーンの不適切な留置は、吻合部への圧迫や異物反応などによる縫合不全の危険を増加させます。すなわち、「予防的ドレナージ」は縫合不全を予防するものではなく、あくまで"体液の貯留"を予防するものであることに注意しましょう。

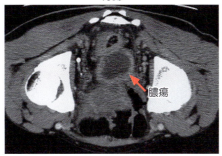
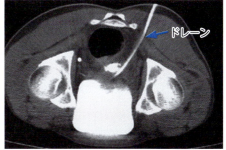

図1 骨盤内膿瘍に対するCT透視ガイド下ドレナージ症例
左：ドレナージ前。一部に膿がたまっている。
右：ドレナージ後。ドレナージにより膿瘍が改善した。

✴ 治療的ドレナージ

　治療的ドレナージは貯留していることによって患者さんに悪影響を及ぼしている体液（血液、膿、消化液、尿など）を体外に排出して、感染や炎症を改善する目的で行われます。また、薬液を注入したり、洗浄したりするのにも用いられます。術後の腹腔内膿瘍に対する腹腔内ドレナージや、気胸や血胸に対する胸腔内ドレナージのほか、PTBD、PTGBD、内視鏡的胆道ドレナージ（endoscopic biliary drainage；EBD）などの胆汁ドレナージなどが治療的ドレナージに該当します。

　ドレナージだけで体液が貯留していた腔が縮小したり、閉鎖したりすることも少なくありませんが、多くの場合で「情報ドレナージ」や「予防的ドレナージ」よりも長期間実施されます。さらに、状況によってはドレーンの入れ替えや、追加が必要となります。

　体外からのドレーンの刺入は、超音波（以下、エコー）ガイド下に行うことも十分可能ですが、近年ではCT透視ガイド下に実施されることが多くなってきています。エコーではその性質上、腸管ガスやフリーエアなどがあると描出が難しくなりますが、CTでは問題となりません。また、エコーの場合、プローベやアダプターによっては穿刺する角度に制限が生じますが、CTではかなり自由度が大きく、エコーでは困難な箇所にドレーンを留置できるようになります（図1）。

③ ドレーンの方法

三重大学大学院医学系研究科 消化管・小児外科学 荒木俊光 大北喜基 大井正貴 問山裕二
廣純一郎 吉山繁幸 楠 正人

同 先端的外科技術開発学 小林美奈子

　ドレーンは、体外への誘導方法によって大きく「開放式ドレーン」「半閉鎖式ドレーン」「閉鎖式ドレーン」の３種類に分類されます。

✻ 開放式（オープン）ドレナージ

　ドレーンの体外側の先端が開放（バッグなどに接続されず外気に触れている）されていて、誘導された浸出液や血液などをガーゼに吸収させる方法です。ドレーンやガーゼへの付着力や表面張力を利用した毛細管現象、および体内外の圧較差を利用して体液がドレナージされます。ドレーンが短くて済むため、患者さんにとってはドレーンが留置されていても体動を取りやすいのがメリットです。

　毛細管現象の理論上、断面積の小さいドレーンのほうが吸引力は高くなります（図1）。また、排液の密度や粘度が高くなると毛細管現象は起こりにくくなります。そのため、できるだけ内腔の狭いドレーンを用いるほうが効率はよいのですが、粘度の高い体液、たとえば膿や血液などはドレーンの閉塞につながる恐れがあります。

　ガーゼ交換が必要になることや、排液が患者さんの皮膚に直接触れることによる皮膚障害などが起きる可能性が大きくなることは、この方法のデメリットです。また、ドレナージされた排液の量はガーゼの重量を計測して確認します。固定のテープ・衣服への付着や蒸発などによって、この計測は不正確になりやすいことにも注

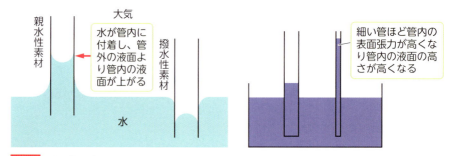

図1 毛細管現象
毛細管現象とは細い空間内（管や繊維の隙間）を液体が重力に関係なく移動または浸透していく現象を指す。吸引力は表面張力に比例し、液体の密度と管の内径に反比例する。水をはじかない親水性の素材が適している。

意しなければなりません。さらに、ドレーンの体外側の先端を監視培養すると、数日間でほとんどの場合で汚染が起こることが明らかにされています。このため、体腔内に対する開放式ドレナージは、逆行性感染の観点からは推奨されません。

❋ 半閉鎖式（セミクローズド）ドレナージ

開放式ドレーンの体外側の先端を、ガーゼの代わりに袋などで覆う方法です（図2）。浸出液や血液は排液パウチの中に貯留されます。「開放式」と比べて外部と物理的に隔離されるため、逆行性感染が起こりにくいのが利点です。また、「開放式」よりも排液の量や性状の確認がしやすくなります。

しかし、ガーゼそのものによる毛細管現象を利用できないため、「開放式」と比較すると、その分のドレナージ効率は低下します。さらに、パウチ内の排液がドレーンを逆流する危険もあります。また、パウチ自体がドレーン刺入部周囲の皮膚に装着されるために、これによる皮膚障害にも注意しなければなりません。

❋ 閉鎖式（クローズド）ドレナージ

ドレーンの体外側の先端を、排液バッグなどに接続しドレナージを行う方法です（図3）。浸出液や血液は排液バッグの中に貯留されます。「開放式」や「半閉鎖式」と比べ、外部との隔離効果が大きくなるために、逆行性感染が起こりにくいのが利点です。また、排液やパウチが皮膚に直接触れることが少なくなるため、皮膚障害は起こりにくくなります。

一方で、排液でドレーンから排液バッグまでの管内が液体で完全に満たされていれば、「サイフォンの原理」が働いてドレナージが持続されます（図4）。しかし、ドレーンや排液バッグ内に空気が入らないようにするのはほぼ不可能です。よって、「半閉鎖式」と同様のメカニズムでドレナージされるため、バッグ内の排液が

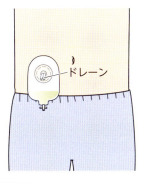

図2 パウチで覆う半閉鎖式ドレナージ

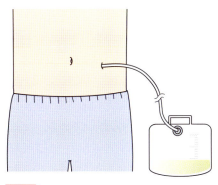

図3 排液バッグに接続する閉鎖式ドレナージ

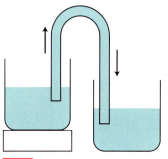

図4 サイフォンの原理

高い位置にある液体を低い位置に誘導する際、管内が液体で満たされていれば、管内には常に高いほうから低いほうへの流れが生じる。

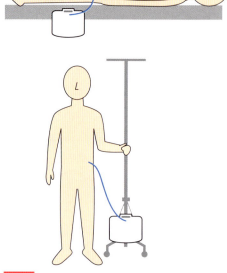

図5 排液バッグの位置

ドレーンを逆流する危険があります。これを防止するためには、排液バッグは常に挿入部よりも低い位置（図5）に置くよう注意が必要となります。

排液バッグにつなぐまでのドレーンの長さが必要となるので、ドレーンが引っ張られたり、ねじれたり、折れ曲がったりすることにも注意を払わなければなりません。

✻ 持続吸引（サクション）ドレナージ

持続吸引（サクション）ドレナージは閉鎖式の一種ですが、ドレーンの体外側の先端を、陰圧（外気よりも低い圧力）を発生させるバッグや装置に接続することで、排液を体外側に一方的に吸引する方法です（図6、7）。

● 胸腔内のドレナージ

体外よりも陰圧の胸腔内をドレナージする場合には、ドレーン留置後は肺の虚脱防止と再拡張、排出した空気や液体の逆流防止、胸腔内の陰圧保持などの目的で持続吸引ドレナージが不可欠となります。

● 消化管内のドレナージ

消化管内をドレナージする場合、気体と液体を同時に吸引するため、比較的高い吸引圧を要します。その際、ドレーン先端の孔が粘膜に密着し、閉塞してうまくドレナージされなくなることがあります。これを解消するため、吸引と休止を交互に

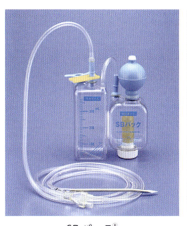
SBバッグ®
（住友ベークライト：http://www.sumibe.co.jp/ より）

図6 持続吸引バッグ

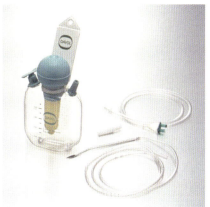
デイボール　リリアバック
（メディコン：http://www.medicon.co.jp/ より）

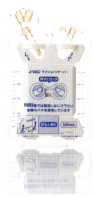
J-VAC®ドレナージシステム
（ジョンソン・エンド・ジョンソン：https://www.ethicon.jp/ より）
J-VAC®はジョンソン・エンド・ジョンソン株式会社の登録商標です。

行う間欠的持続吸引が実施されます。

● 腹腔内のドレナージ

一方で、腹腔内については胸腔内と違い、常に陰圧をかける必要ありません。しかし、毛細管現象や腹腔内外圧差による受動的なドレナージと比べ、持続吸引を行うことで排液の効率を高めるとともに、逆流を防止することで逆行性感染を起こりにくくしています。閉塞が起こりにくくなることもメリットの一つです。

● 吸引圧の監視

持続吸引の効果を最大限に発揮させるために、適切な圧で常に吸引されていることを監視しておく必要があります。圧が高すぎると臓器損傷につながり、低すぎるとドレナージがうまく行われません。この適切な圧はドレナージの目的部位や装置やバッグの構造によっても異なります。また、「閉鎖式」であるため、ドレーンの長さによる事故の発生や体動制限も問題となります。

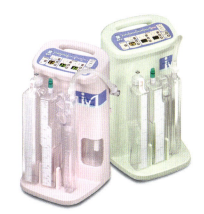
ハマ サーボドレイン 3000
（イノメディックス：http://www.innomedics.co.jp/ より）

図7 電動式低圧吸引器（間欠吸引可能）の一例

④ ドレーンの種類

三重大学大学院医学系研究科　消化管・小児外科学　荒木俊光　大北喜基　大井正貴　問山裕二
　　　　　　　　　　　　　　　　　　　　　　　　廣純一郎　吉山繁幸　楠 正人

同 先端的外科技術開発学　小林美奈子

市販されているドレーンにはさまざまなものが存在しますが、材質と形状で分類することができます。

ドレーンの種類一覧表

タイプ	種類	材質	吸引方法	長所	短所
ガーゼ	ガーゼ	木綿糸	開放式	●疼痛・違和感が小さい ●挿入が容易 ●組織損傷が少ない	●固定が不確実 ●排液量の測定が不確実 ●逆行性感染のリスク
フィルム型	ペンローズ型 多孔型	シリコーン	開放式 半閉鎖式	●疼痛・違和感が少ない ●屈曲しても閉塞しにくい ●組織損傷が少ない	●逸脱しやすい ●洗浄には不適 ●粘稠な液体には不適 ●逆行性感染のリスク
チューブ型	単孔型 平型 プリーツ型 デュープル型 ピッグテール型	ラテックス 塩化ビニル シリコーン ポリエチレン	閉鎖式	●洗浄が可能 ●入れ替えが容易 ●粘稠な液体も排出可能 ●屈曲に強い ●逆行性感染のリスク小	●疼痛・違和感が大きい ●体動が制限される ●組織損傷のリスク
サンプ型	2腔型 3腔型 マルチドレーン	シリコーン	持続吸引式	●屈曲に強い ●粘稠な液体も排出可能 ●洗浄が可能 ●逆行性感染のリスク小	●体動が制限される ●疼痛・違和感が大きい ●管理が煩雑 ●組織損傷のリスク
マルチスリット型	ラウンド型 フラット型	ポリウレタン シリコーン	閉鎖式 持続吸引式	●屈曲・閉塞に強い ●吸引効率が高い ●逆行性感染のリスク小	●体動が制限される ●疼痛・違和感が大きい

❋ ドレーンの形状

それぞれのドレーンの形状ごとに特徴があります。ドレナージの目的や部位、予想される排出物の性状や量、患者さんの状態などによって、適合するドレーンが選択されます。

◆ ガーゼ（図1）

ドレーンの代表的な形状の一つです。吸湿性（＝毛細管現象）を利用して浸出液を体外に排出します。主に開放創などに用いられます。切開直後に行われる止血目的のタンポンガーゼのように、創の中にしっかりガーゼを詰めてしまうと、繊維の隙間がなくなりドレナージの効率は悪くなってしまいます。ドレナージが目的の場合には、ガーゼは軽く挿入し、当てガーゼが完全に湿る前に交換するようにします。

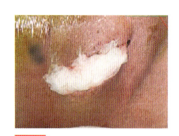

図1 ガーゼドレナージ
感染創に対する切開後、ガーゼを挿入し排膿（ドレナージ）を行っているところ。

常に外気に触れており清潔状態を保つことが難しいので、逆行性感染には注意が必要です。

◆ フィルム型（ペンローズ型、多孔型）（図2）

薄くやわらかい膜状の形をしており、毛細管現象を利用してドレナージし、開放式あるいは半閉鎖式ドレーンとして使用されます。柔軟性に優れ、痛みや侵襲が少ないため、吻合部や血管結紮部近傍などの脆弱な部位に留置されます。

逆に、ほかの形状と比べて屈曲しやすいので、ドレーンが留置されていた腔からずれたり、抜けたりすることも多いので、浅い（体表が近い）部位のドレナージに適しています。また、体内に迷入してしまう恐れもあり、固定や迷入の防止を確実に行います。圧によって容易に内腔が潰れるために、通過時に強い圧のかかる粘稠度の高い体液（血液や膿汁など）では閉塞しやすい傾向にあります。そのため粘稠度の低い液体に対して適用されます。

◆ チューブ型（単孔型、平型、プリーツ型、デュープル型、ピッグテール型）（図3）

●チューブ型の特徴

管状になっており、毛細管現象を利用してドレナージします。フィルム型と比べて折れ曲がりに強く、内腔が閉鎖しにくいため、血液や粘稠な体液（特に膿汁など）による閉塞に強いのが特徴です。主に閉鎖式ドレーンで使用され、ガイドワイヤーを利用した入れ替えがしやすいのも特徴です。また、陰圧によっても内腔が変形しにくいため、持続吸引式として使用されるのもこの型です。

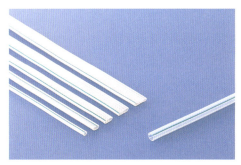
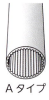
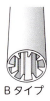

Aタイプ　Bタイプ

ペンローズドレーンAR　Aタイプ／Bタイプ

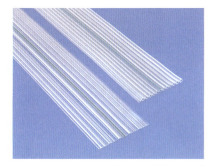
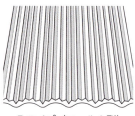
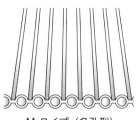

Fタイプ（フィルム型）　　Mタイプ（多孔型）

ペンローズドレーンAR　Fタイプ（フィルム型）／Mタイプ（多孔型）

（富士システムズ：http://www.fujisys.co.jp/ より）

図2　フィルム型ドレーン

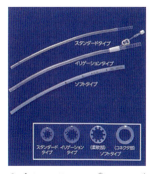
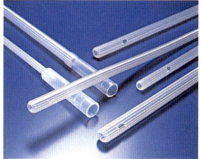

①プリーツドレーン®チューブ　　②シラスコン®デュープルドレーン
（住友ベークライト：http://www.　（カネカメディックス：http://www.kaneka-med.
sumibe.co.jp/ より）　　　　　　jp/ より）

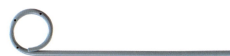

③ピッグテール型
（クリエートメディック：http://www.createmedic.co.jp/ より）

図3　チューブ型ドレーン

●特殊な形状のチューブ型ドレーン

　プリーツ型（図3①）は、チューブの内側にプリーツ（ひだ）をつけてチューブ内腔をさらにつぶれにくくしています。デュープル型（図3②）は、チューブの壁に多くの細孔を設けることで毛細管現象が強化されています。また、ピッグテール型（図3③）は、側孔を有する先端が豚の尻尾のように回転したカテーテルで、体内に長期間留置される場合には内壁を損傷しないようになっているのと同時に、体内から逸脱するのを防止する効果を有しています。胆汁ドレナージや膿瘍ドレナージなどに用いられます。

●チューブ型ドレーンのデメリット

　一方で、フィルム型より硬いので、臓器損傷の危険性は大きいことがデメリットであり、挿入される部位は制限されます。このため固定方法や固定部位の状態確認が重要になってきます。

◆サンプ型（2腔型、3腔型）（図4、5）

　持続吸引式ドレナージに用いられます。管状の内腔が2つに分かれていて、このうちの一方から外気を吸引しながら陰圧をかけることで生じる吸引圧により、もう一方の内腔から排液をドレナージします。外気吸引腔には感染防止用のフィルターがついています。内腔が3つになっているドレーンもあり、3つ目の腔は洗

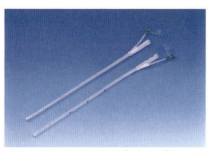

ファイコン　2Wayタイプ　サンプドレーン
（富士システムズ：http://www.fujisys.co.jp/ より）

図4 サンプ型ドレーン（2腔型）

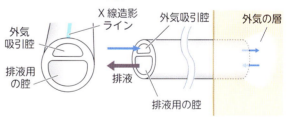

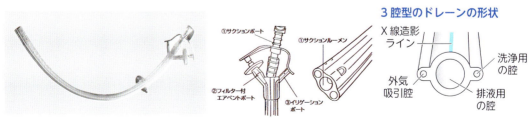

シリコントリプルルーメンサンプドレイン

図5 サンプ型ドレーン（3腔型）

浄用として使用します（2腔型では外気吸引腔を洗浄用としても使用します）。

　ドレーンの先端の周囲に外気による層が常に形成されるため、吸引口に組織が当たって損傷することや、組織が詰まって閉塞することが防止されます。経鼻胃管やイレウス管も2腔型のサンプ構造となっており、腸管の粘膜が吸い付きにくくなっています。

　このように排液効率が高いのが特徴です。一方で、常に高い吸引圧をかける必要があるため、ほかのタイプと比較してやや管理が煩雑になるのがデメリットです。

◆ マルチスリット型（ラウンド型、フラット型）（図6）

　チューブ型のドレーンを基本として、壁にさまざまな形のスリット（縦溝）がついていることによって、吸引口が広く確保され、閉塞しにくく、ドレナージが有効にできるよう設計されたものです。屈曲や圧迫に強く、吸引効果が落ちにくいのも特徴です。

　先端の形状により、ラウンドタイプとフラットタイプの2つに分けられます。吸引効率のよさから、主に持続吸引ドレナージに用いられています。

✳ ドレーンの素材

　古くはドレーンチューブとして、筒状にくり抜いた動物の骨や、ガラス管などが使用されていた時代もありました。理想的なドレーンの材質とは、組織に対する反応性が低く（刺激性が低い）、耐久性があり、消化液や薬液にも強く、柔軟性に富み、さらに、体液・血液などが付着・凝固しにくいものです。現在使用されている材質で代表的なものは、ラテックス（天然ゴム・合成ゴム）、塩化ビニル、シリコーン、ポリウレタンなどです。

◆ ラテックス（ネラトンチューブなど）

　天然あるいは合成ゴムから作られるラテックスは、安価で柔軟性を有しますが、ほかの材質に比べて耐久性が低いため、長期留置には向いていません。一定の陰圧を保つのには適さないので、主に開放式や半閉鎖式ドレナージで用いられます。

　透明でないため、ドレーン内の排液の量や性状を確認しにくいのが欠点です。また、組織反応性が強く、ラテックスアレルギーのある患者さんには注意が必要です。

◆ 塩化ビニル（ソラシックカテーテル、SBバック®など）

　透明であるため、排液の状態が観察しやすいのが特徴です。安価で、かつ適度な硬さと弾性を備えているため、チューブ型として胸腔や皮下のドレナージで多用されています。しかしながら、血液が付着・凝固しやすく、術後の出血持続が予想される患者さんには向いていません。

1章 ドレーンのキホン

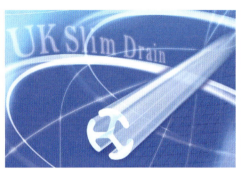
UK スリムドレーン
(ニプロ：http://med.nipro.co.jp/med より)

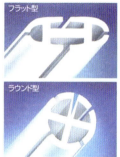
blake® シリコンドレイン
(ジョンソン・エンド・ジョンソン：https://www.ethicon.jp/ より)
blake® はジョンソン・エンド・ジョンソン株式会社の登録商標です。

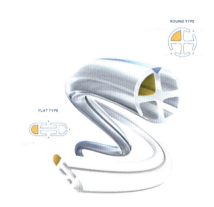
Argyle™ マルチチャネル™ ドレナージセット
(日本コヴィディエン：http://www.covidien.co.jp/ より)

図6 マルチスリット型ドレーン

◆ **シリコーン（ペンローズドレーン、ファイコンチューブ、J-VAC®など）**

　塩化ビニル製に比べて高価で強度はやや劣りますが、透明で排液の状態が観察しやすく、柔軟性に富み、組織への刺激も小さいため、腹部のドレナージに多用されています。現在、最も多く用いられている材質の一つです。

◆ **ポリウレタン**

　ポリウレタン製ドレーンは、引っ張り強度が強く、肉薄でかつ生体適合性に優れているため、高い排液性が得られます。シリコーン製と比べるとやや軟らかいのが特徴です。一方で、耐久性は少し劣ります。新しいマルチスリット型ドレーンや、エコー・CT ガイド下ドレナージ用の経皮的穿刺用ドレナージチューブなどに用いられています。

消化器外科 NURSING 2017 春季増刊　21

5 ドレーンの留置部位

三重大学大学院医学系研究科　消化管・小児外科学　荒木俊光　大北喜基　大井正貴　問山裕二
　　　　　　　　　　　　　　　　　　　　　　　廣純一郎　吉山繁幸　楠 正人
同 先端的外科技術開発学　小林美奈子

✳ 各留置部位の特徴

◆ 腹腔ドレーン留置部

❶右横隔膜下

　肝右葉と右横隔膜の間で、仰臥位時、右上腹部で最も深い位置となります。肝切除・肝外胆管切除などの上腹部手術後や、消化管穿孔等に伴う汎発性腹膜炎の手術後などで留置されます。

❷左横隔膜下

　脾臓と左横隔膜の間で、仰臥位時、左上腹部でも最も深い位置となります。脾臓摘出術、膵体尾部切除術、胃全摘術後や、消化管穿孔等に伴う汎発性腹膜炎の手術後などで留置されます。

❸ウインスロー（Winslow）孔

　網嚢（大網と小網によって形成される腹部の空間で、胃肝の背側にあたる空間）の腹膜腔への交通部に当たります。胃切除・肝切除・膵頭十二指腸切除術、胆嚢摘出術後などで留置されます。

❹モリソン（Morrison）窩

　別名は肝腎陥凹と呼ばれ、肝臓と右腎臓の間に存在するくぼみに当たります。仰臥位において右上腹部で最も低い部位となります。胆嚢摘出術や結腸切除術、あるいは胃切除術後などで留置されます。

❺右傍結腸溝

　上行結腸の外側に位置し、右側臥位になったときに腹腔内で最も低い部位となります。虫垂切除術や回盲部切除術後などで留置されます。

❻左傍結腸溝

　下行結腸の外側に位置し、左側臥位になったときに腹腔内で最も低い部位となります。左半結腸切除術後などで留置されます。

❼ダグラス（Douglas）窩

　女性の直腸と子宮後面の間に位置します。立位および背臥位で、腹膜腔の最も低い部位となります。

主な留置部位

腹腔ドレーン留置部

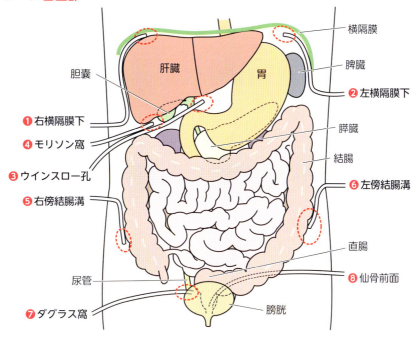

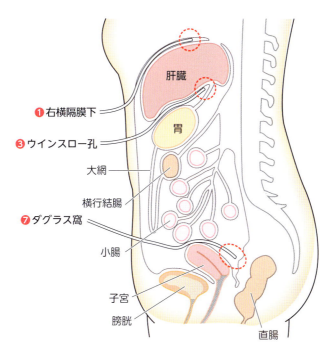

主な留置部位

胸腔ドレーン留置部

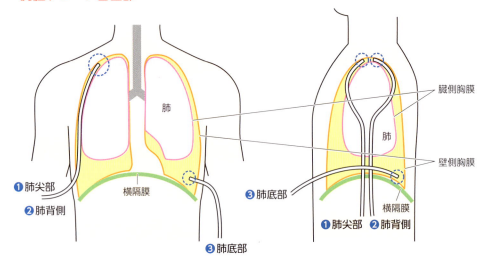

男性の場合は、直腸と膀胱の間（膀胱直腸窩）を便宜的にダグラス窩と呼ぶこともあります。S状結腸切除術や汎発性腹膜炎術後などで留置されます。

❽仙骨前面

直腸間膜を切離すると、仙骨の前面にスペースができ、立位および背臥位でダグラス窩よりも低い部位となります。低位前方切除術、直腸切断術、骨盤内臓全摘術、大腸全摘術後などで留置されます。

◆胸腔ドレーン留置部

胸腔ドレーンは、肋骨の内側を覆う壁側胸膜と、肺を覆う臓側胸膜の間の胸膜腔に留置されます。ドレナージされる排出物によって留置される部位が決定されます。

❶肺尖部

空気は頭側・胸側に貯留するため、ドレーンは鎖骨中央線上の第2～3肋間から挿入され、肺尖部に先端が留置されます。

❷肺背側・❸肺底部

リンパ液や血液は重力によって、足側・背側に貯留するため、ドレーンは中腋窩線上の第6～8肋間から挿入され、肺背側や肺底部に先端が留置されます。

6 略語集

三重大学大学院医学系研究科　消化管・小児外科学　荒木俊光　大北喜基　大井正貴　問山裕二
廣純一郎　吉山繁幸　楠 正人

同　先端的外科技術開発学　小林美奈子

1章　ドレーンのキホン

用語	解説	図解
NG チューブ nasogastric tube 経鼻胃管チューブ	●鼻腔から胃内へ先端を留置して、胃内および小腸の減圧や栄養注入に用いられます。ドレナージとして用いる場合には、サンプ型が適しています	
PTCD、PTBD percutaneous transhepatic cholangio drainage percutaneous transhepatic biliary drainage 経皮経肝胆道ドレナージ	●皮膚と肝臓を介して胆管までカテーテルを挿入し、胆汁を体外に排出する治療法のことです。がんや胆石、腫瘍によって胆管が閉塞し、胆汁が排出されなくなった場合、黄疸を改善するために実施されます。PTBD（percutaneous transhepatic biliary drainage）はPTCDと同じです	
PTGBD percutaneous transhepatic gall bladder drainage 経皮経肝胆嚢ドレナージ	●皮膚と肝臓を介して胆嚢にカテーテルを挿入し、胆汁を体外に排出する治療法のことです。胆嚢炎や黄疸に対する治療として実施されます	

消化器外科NURSING 2017 春季増刊　25

用語	解説	図解
EBD endoscopic biliary drainage 内視鏡的胆道ドレナージ	●内視鏡を用いて十二指腸にアプローチして、ガイドワイヤー下にドレナージチューブを入れる方法の総称です。ドレナージの先の位置の違いによってENBDとERBDに分けられます	
ENBD endoscopic nasobiliary drainage 内視鏡的経鼻胆道ドレナージ	●EBDの一種です。経鼻的内視鏡を十二指腸まで挿入し、十二指腸乳頭からドレナージチューブを胆管に挿入してそのまま留置し、胆汁を体外に出す方法です。胆管炎やがん・術後などによる胆管狭窄などに対する治療として実施されます	肝臓／がん／胃／ENBDチューブ
ERBD endoscopic retrograde biliary drainage 内視鏡的逆行性胆道ドレナージ法 **EBS** endoscopic biliary stenting 内視鏡的胆道ステンティング	●EBDの一種です。内視鏡を十二指腸まで挿入し、十二指腸乳頭へと内視鏡を用いてドレナージチューブ（ステント）を挿入し、ドレーンをそのまま留置して胆汁の流れを維持する方法です。ENBDはドレナージの先が鼻（体外）ですが、ERBD・EBSではドレナージの先が十二指腸（体内）になります	がん／胆管ステント
ENPD endoscopic nasopancreatic drainage 内視鏡的経鼻膵管ドレナージ	●経鼻的内視鏡を十二指腸まで挿入し、十二指腸乳頭からドレナージチューブを膵管に挿入しそのまま留置し、膵液を体外に出す方法です。慢性膵炎に伴う膵石による膵液うっ滞や膵炎などに対する治療として実施されます	ENPDチューブ／胃／主膵管狭窄部／拡張した膵管

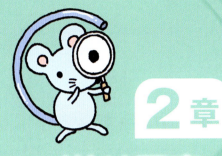

2章

コマ送り写真・イラストでよくわかる！ドレーン管理の手技

① ドレーン固定

広島大学病院　看護部　徳永友梨恵　尾畑直美　山本裕美
　　　同　消化器外科　矢野雷太　伊富貴雄太
　　　同　感染症科　大毛宏喜

どのような手技？

❋ ドレーン固定の目的および方法

　ドレーン固定の目的は、ドレーン留置中の患者さんにドレナージを安全、確実に行うこと、体位変換や離床などによるドレーン事故抜去や刺入部からの逆行性感染を予防することにあります。患者さんによっては、疼痛やドレーン留置による不安から、必要以上に体動を制限してしまうこともあります。ドレーン留置による身体的苦痛や、拘束感などの精神的苦痛が最小限になるように、確実な固定方法を検討する必要があります。

　また、理解力の低下した患者さんやせん妄や意識障害のある場合は、ドレーンを引っ張ったり、自己抜去する可能性もあるので、ドレーン固定を強固にし必要時はミトンや抑制帯の使用を考慮します。皮膚が脆弱である患者さんには、特に粘着性弾力包帯による皮膚の発赤や水疱に注意し、貼る前に保護膜形成剤で皮膚に皮膜を作ったり（図1）、フィルムドレッシング材を貼った上に粘着性弾力包帯を貼る（図2）などの工夫が必要です。

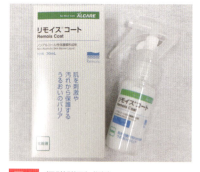

図1　保護膜形成剤

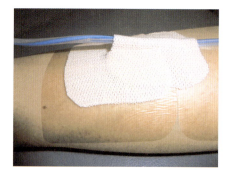

図2　フィルムドレッシング材を貼った上に粘着性弾力包帯を貼付

必要物品

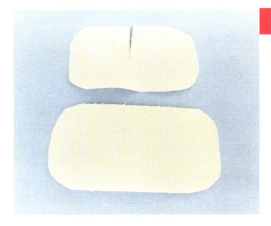

粘着性弾力包帯 2 枚
1 枚は少し長めに切ります。もう 1 枚は真ん中に切れ目を入れます。粘着性弾力包帯は角を丸く切ると剥がれにくくなるとともに、皮膚の損傷も予防できます。

手順① フィルムドレッシング材を貼る

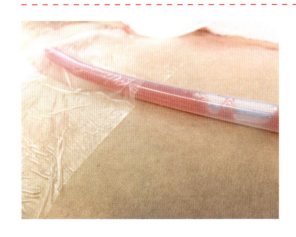

刺入部のフィルムドレッシング材の貼付のみの状態です。
フィルムドレッシング材の交換は 2 章 4「ドレッシング材、ガーゼ交換」(p.38) を参照してください。

手順のコツ！
フィルムドレッシング材はテープとは違い、皮膚と平行に引っ張りながら剥がします。

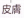

剥がす方向　フィルムドレッシング材

できるだけ皮膚と　皮膚
平行に剥がします

2章 コマ送り写真・イラストでよくわかる！ ドレーン管理の手技

消化器外科NURSING 2017 春季増刊　29

手順② 粘着性弾力包帯をチューブに巻き付けながら皮膚に貼る

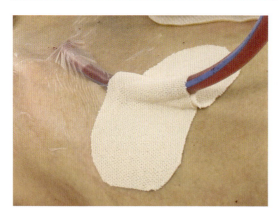

粘着性弾力包帯がΩ（オメガ）形になるようチューブに巻き付けながら貼ります。

手順のコツ!
Ω形になるように貼ると、チューブと粘着性弾力包帯の接する面積が広くなるため剥がれにくくなるとともに、チューブが皮膚に接することで生じる皮膚障害を防ぐことができます。

手順③ 切れ込みを入れたテープを1枚目のテープの上に貼る

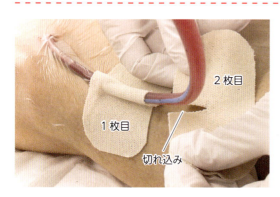

切れ込みを入れたテープを、切れ込みでΩの脚の部分を覆うように1枚目のテープの上から貼り、補強します。

手順のコツ!
補強により、体動やドレーンの重さによるテープの剥がれを防ぐことができます。

手順④ 完成

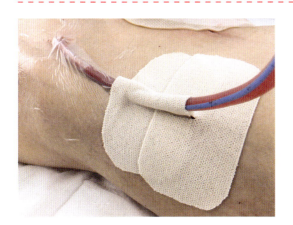

完成です。

手順のコツ!

必要に応じて患者さんにドレーン刺入部や固定のテープを見てもらい、離床や体動時に引っ張ったりしないよう協力を求めます。

参考文献

1) 内田真弓ほか. はじめてでもすぐできるすぐ動ける ドレーン管理デビュー. 道又元裕監, 小松由佳編. 東京, 学研メディカル秀潤社, 2015, 18-63.
2) 清水潤三. "第1章基礎編". はじめてのドレーン管理. 曽根光子編. 大阪, メディカ出版. 2007, 23-5.
3) 岡田健司郎ほか. ドレーン刺入部の固定と管理. 消化器外科ナーシング. 19(4), 2014, 394-5.
4) 村尾直樹ほか. ドレーン固定法. 消化器外科ナーシング. 19(4), 2014, 396-8.

② 排液観察

広島大学病院　看護部　徳永友梨恵　尾畑直美　山本裕美
同　消化器外科　矢野雷太　伊富貴雄太
同　感染症科　大毛宏喜

✳ 正常と異常の写真一覧

◆ 正常排液

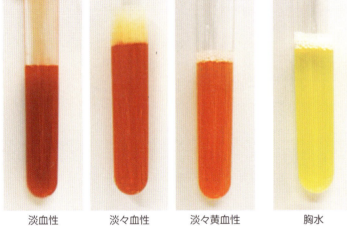
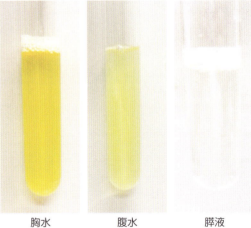

淡血性　　淡々血性　　淡々黄血性　　胸水　　腹水　　膵液

◆ 異常排液

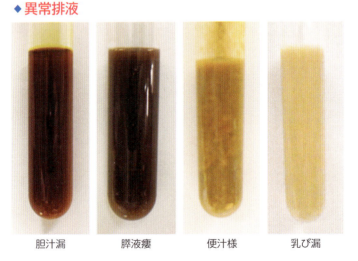

胆汁漏　　膵液瘻　　便汁様　　乳び漏

✳ 正常排液との見分けかた（性状、量、におい）

◆ 血性・淡血性

　消化器外科手術で留置されるドレーンの排液は、一般的に術後の浸出液や術中に腹腔内を洗浄した洗浄液や腹水であり、術直後は血性や淡血性であることが多いですが、徐々に血性度が薄まり、量も減少するのが正常です。血性の排液が持続する場合や血性度が強まった場合は、術後出血が疑われ、再手術や止血術が必要となる可能性もあるので注意が必要です。体位変換により体腔内にたまっていた血液が流出した場合もあるので、バイタルサインや患者さんの自覚症状、排液の性状が変化した状況も併せて観察します。

◆ 膵液瘻

　膵臓や胃の手術後の合併症の一つに膵液瘻が挙げられます。膵液瘻が発生すると、ドレーン排液のアミラーゼ値が高値（一般的に、膵液瘻は「ドレーン排液量にかかわらず血清アミラーゼ値の3倍以上の排液アミラーゼ値が術後3日以上持続する状態」と定義されています）になります。発生初期にはやや粘稠で暗赤色（ワインレッド色や赤ワイン色と表現されます）の排液ですが、感染を併発すると灰白色〜膿汁様に変化します。また膵液瘻は仮性動脈瘤の破裂の原因となる場合があるため、排液の性状の変化には特に注意が必要です。

◆ 乳び漏

　食道の手術後にドレーン排液が乳白色になったり白濁した場合は、胸管損傷による乳び漏を疑います。

◆ 縫合不全

　消化管吻合部の縫合不全が発生した場合は、排液が便汁様になることがあります。色調が茶色、茶褐色、黄土色等に変化し、食物残渣が混入したり、便臭のする排液へと変化します。

◆ 胆汁漏

　肝胆膵領域の手術後に胆汁漏が発生するとドレーン排液は茶褐色に変化します。肝切除断端、胆嚢床、胆嚢管からの胆汁漏出が原因です。

◆ 膵管ドレナージ

　膵管ドレナージの膵液は透明で混濁や浮遊物がないのが正常です。感染が起こると膿が混入するため排液が混濁し色調も黄色等に変化します。また胆汁が混入すると茶色〜黒色に変化します。

◆ 胆道ドレナージ

　胆道ドレナージの胆汁は黄褐色透明で浮遊物がないのが正常です。感染が起こると緑色や膿性に変化します。

✳ ドレーン排液の異常に気が付きやすくなる コツや心構え

◆ 正常な排液の状態を把握する

　ドレーンからの排液は、患者さんの体内の状態を把握できる重要な情報源です。留置されているドレーンの正常な排液の状態を理解したうえでドレーンを観察しなければ、異常に気付くことはできません。正常な排液の状態を把握するためには、まずはドレーンの目的と留置部位、病態や、手術後の患者さんであれば術式や術後の経過を把握しておく必要があります。

　ドレーンの目的には、閉塞性黄疸に対して行う胆道ドレナージなどの治療的ドレナージのほか、食道がん手術後に吻合部減圧の目的で留置する経鼻胃管などの予防的ドレナージや、術後に腹腔内に留置される情報（インフォメーション）ドレナージが挙げられます。

　また、ドレーン排液の性状は、経過によって変化するのが正常なものもあります。術後に留置される情報ドレーンは、血性から徐々に血性度が薄まっていくのが正常な経過で、膿瘍ドレーンであれば混濁した膿性からサラサラした漿液性へと変化していくのが正常な経過です。

　このように、ドレーンの目的や経過に応じた正常な排液を理解したうえで、患者さんに実際留置されているドレーン排液を観察します。

◆ 排液の観察ポイント

　実際に排液を観察する際は、バッグ内に貯留している排液だけでなく、ドレーンチューブ内の排液も観察し、排液バッグ内の排液と比較することも大切です。ドレーンチューブ内、特に刺入部位（患者さんの体）に近い排液のほうが、より患者さんの体内の状態を表しているからです。

　以下が観察のポイントとなります。

- 排液の血性度
- 粘稠度（ドロドロしているかサラサラしているか）
- 混濁度（澄んでいるか濁っているか）
- 液体内に凝血塊（コアグラといいます）や浮遊物（もやもやしたもの）はないかなど

　排液の色調や性状に変化が起こる可能性が高いのは、術後の体動時や離床時、食事開始時、ヘパリン点滴などの抗凝固療法の開始後です。これらのイベント後には排液の変化が起こる可能性があることを念頭に置き、いつも以上にドレーン排液を

頻回に観察します。観察した排液に異常があった場合には、排液の性状の変化を観察し、併せてバイタルサインの変化・患者さんの顔色・意識レベルの観察と採血結果の確認をします。

参考文献

1）内田真弓ほか. はじめてでもすぐできるすぐ動ける ドレーン管理デビュー. 道又元裕監, 小松由佳編. 東京, 学研メディカル秀潤社, 2015, 18-63.

2）吉川幸造ほか. "出血対策＆輸血". 決定版消化器外科看護まるわかり. 消化器外科ナーシング春季増刊. 島田光生編. 大阪, メディカ出版, 2013, 85-7.

3）中北阿紀子ほか. "2. 異常の早期発見". ナースのための消化器外科ドレーン管理. 消化器外科ナーシング春季増刊. 山上裕機編. 大阪, メディカ出版, 2012, 41.

4）清水潤三. "第1章基礎編". はじめてのドレーン管理. 曽根光子編. 大阪, メディカ出版, 2007, 12-3.

③ 刺入部と刺入部周囲の観察

広島大学病院　看護部　**徳永友梨恵**　**尾畑直美**　**山本裕美**
同　消化器外科　**矢野雷太**　**伊富貴雄太**
同　感染症科　**大毛宏喜**

＊ どのようなトラブルか？　発生しやすい時期は？　発見したらナースはどのように行動すべきか？

　刺入部の観察も、安全で効果的なドレナージを行うために重要です。ガーゼやドレッシング材で覆われて刺入部が見えないこともありますが、可能な範囲で必ず観察します。体にとってドレーンは異物であり、体内と外界が刺入部で交通しているため、刺入部を清潔に保たなければ感染をきたし、刺入部の炎症が発生します。刺入部の炎症症状としては発赤、腫脹、熱感、疼痛が挙げられます。ドレーンは長期留置であればあるほど刺入部の感染が発生しやすくなるため、できる限り早期に抜去するよう推奨されています。刺入部の感染が発生した場合、観察する回数を増やして症状の変化を把握します。

◆ テープかぶれ、水疱

　ドレーン刺入部のフィルムドレッシング材やガーゼ・ドレーンを固定するためのテープ貼付が長期間になるとテープかぶれが発生する場合があります。またそれらのテープ類を剥がす際、特に高齢者や低栄養状態など皮膚が脆弱な患者さんでは皮膚に水疱が発生する場合があります。テープ材によりかぶれやかゆみが発生したことがあるか患者さんに確認しておき、テープを剥がす際は愛護的にゆっくりと剥がします。皮膚の脆弱性が高度な場合にはストーマケアで用いる粘着剥離剤を利用することで安全に剥がすことができます。かぶれが発生している場合は主治医に報告し、軟膏等の処方を依頼します。水疱が発生した場合は破綻しないようフィルムドレッシング材などで保護します。

◆ 滲出液、血液の脇漏れ

　滲出液や血液の脇漏れがある際は、刺入部をフィルムドレッシング材で密閉したままにしているとフィルムドレッシング材内に液体が貯留し、細菌の繁殖を助長させてしまいます。
　またフィルムドレッシング材では脇漏れした排液を吸収できないので、患者さん

の腹帯や衣服を汚染するだけでなく、感染や皮膚炎の原因となります。この場合はドレッシングをガーゼ被覆に変更します。

また漏れ出した液により固定のテープが汚染された場合には、テープが剥がれやすくなるためタオルなどで清拭し再度固定をします。

◆膵液瘻

膵液瘻が生じた場合は、ドレーン刺入部からも消化液である膵液の脇漏れがみられ、皮膚にびらんや発赤を引き起こすことがあります。膵液が可能な限り皮膚に接触しないようこまめに清拭を行って周囲皮膚を清潔に保ちます。創傷被覆材や粉状皮膚保護剤を刺入部周囲の皮膚に使用する方法もあります。

参考文献

1) 内田真弓ほか. はじめてでもすぐできるすぐ動ける　ドレーン管理デビュー. 道又元裕監, 小松由佳編. 東京, 学研メディカル秀潤社, 2015, 18-63.
2) 清水潤三. "第1章基礎編". はじめてのドレーン管理. 曽根光子編. 大阪, メディカ出版, 2007, 22-24.
3) 国公立大学附属病院感染対策協議会編. "刺入部と刺入部周囲の観察". 病院感染対策ガイドライン(医科). 2014, 177.

④ ドレッシング材、ガーゼ交換

広島大学病院　看護部　**徳永友梨恵**　**尾畑直美**　**山本裕美**
　　　同　消化器外科　**矢野雷太**　**伊富貴雄太**
　　　同　感染症科　**大毛宏喜**

どのような手技？

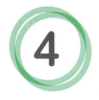

　ドレーン刺入部のドレッシング材やガーゼの交換は、刺入部の感染を防ぐために、また、ドレーンの脱落や埋没がないかなどの刺入部とその周囲の観察のために行います。透明のフィルムドレッシング材を使用すれば刺入部を容易に観察することができます。ドレーン刺入部からの滲出液が多い場合や刺入部周囲皮膚のトラブルがある際はガーゼ貼付も考慮します。ガーゼによる固定を行う場合には、刺入部の観察が容易に行えないため、ガーゼを剥がして刺入部を観察する必要があります。

✴ 開放式ドレーンのガーゼ交換

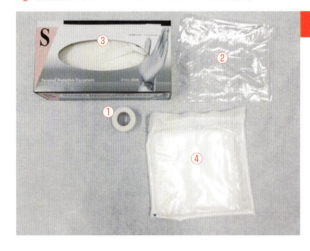

必要物品

① 固定用テープ
② ビニール袋
③ 手袋（未滅菌でよい）
④ 滅菌ガーゼ

手順① 固定用テープを剥がす

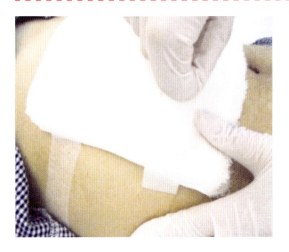

未滅菌手袋を装着し、テープを剥がします。テープは下記イラストのように皮膚と角度をつけて剥がし、皮膚の負担を軽減します。ドレーンを引っ張ったり、事故抜去しないよう注意して行います。

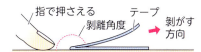

手順② ドレーン刺入部の観察を行う

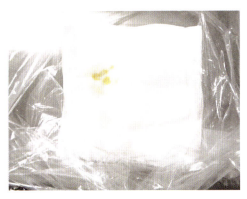

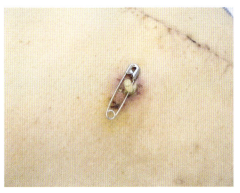

除去したガーゼはビニール袋に入れ、排液の性状や量の観察を行います。

ドレーン刺入部周囲の観察や、固定の緩みや外れはないか、ドレーンチューブの破損や埋没、抜去はないかを観察します。

手順③ 新しいガーゼを当てる

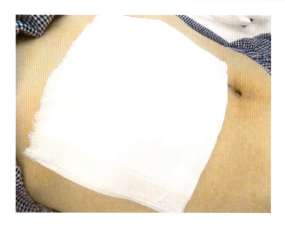

4つ折ガーゼを当てます。

手順のコツ！
排液の量に応じたガーゼの厚さや大きさを選択します。

手順④ ガーゼをテープで固定する

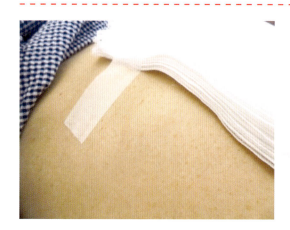

ガーゼをテープで固定します。テープを引っ張りながら貼ると皮膚に緊張がかかり、発赤や水疱の原因になります。

手順のコツ！
ガーゼの縁の段差に沿って貼ると、体の動きにフィットし緊張がかかりません。

❋ 閉鎖式ドレーンのガーゼ交換

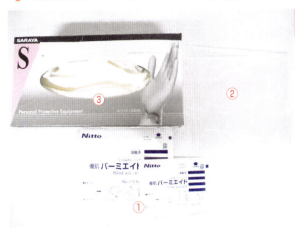

必要物品
① 透明フィルムドレッシング材
② ビニール袋
③ 手袋（未滅菌でよい）

手順① 皮膚と平行にフィルムドレッシング材を剥がす

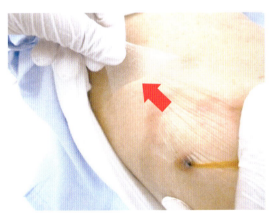

未滅菌手袋を装着し、ドレーンを引っ張ったり、事故抜去しないよう注意しながらフィルムドレッシング材を剥がします。下記イラストのようにフィルムドレッシング材はテープとは違い、皮膚と平行に引っ張りながら剥がします。
除去したフィルムドレッシング材はビニール袋に入れ、廃棄します。未滅菌手袋を新たなものに付け替え、新たなフィルムドレッシング材を貼ります。

参考文献
1）内田真弓ほか．はじめてでもすぐできるすぐ動ける ドレーン管理デビュー．道又元裕監，小松由佳編．東京，学研メディカル秀潤社，2015，18-63．
2）清水潤三．"第1章基礎編"．はじめてのドレーン管理．曽根光子編．大阪，メディカ出版．2007，23-5．

⑤ ルート管理

広島大学病院　看護部　徳永友梨恵　尾畑直美　山本裕美
同　消化器外科　矢野雷太　伊富貴雄太
同　感染症科　大毛宏喜

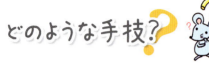

✲ ルート管理の目的

　ドレーンにおけるルート管理の目的とは、安全、確実にドレナージが行われることと、患者さんのADLの妨げにならないことです。ルート管理を行う際は、ルートの刺入部からバッグまで、ざっと眺めてたどるだけでなく、指で示しながら一つひとつ確認することが必要です。ルート管理が正しく行われていないと、ドレーンの屈曲、断裂、閉塞、接続外れなどによるドレナージ不良が発生します。

✲ 確認のタイミング

　具体的なルート管理、確認のタイミングとしては、勤務開始時、清潔ケアなどの処置前後、体動前後などが挙げられ、「一処置一観察」が原則です。処置や体動で体位が変わる際はドレーンに外的な力が加わりドレーンの屈曲などが発生しやすくなります。

✲ 患者さんへの注意点の説明

　体動、離床ができる患者さんに対しては、ドレーン刺入部の位置、ドレーンの目的、排液の性状などを説明し、ルートトラブル防止のための協力を得る必要があります。ドレーン留置による不自由さが最小限となるよう、確実に固定を行い、ルート類をまとめる等の工夫が必要です。ただし、ベッド柵や点滴棒に引っかかり引っ張られないように注意すること、事故抜去や接続外れなど異常があればすぐ看護師に報告することを説明しておく必要があります。またせん妄や認知症で理解力が低下している患者さんに対しては、ドレーン固定を強固にしたり、ルート類を患者さんの視界に入らず手の届かない場所に配置したり、頻回に患者さんを観察するなどの対策が必要です。

✱ 臥床しているドレーン留置患者の場合

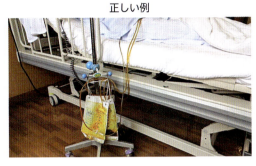
正しい例

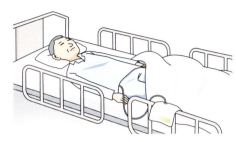
NGの例

- 排液バッグが体より上にある

　点滴台やドレーンフックを使用し、排液バッグは刺入部より下、なおかつバッグが床に接触しない位置に設置します。排液は重力に従って高いところから低いところに流れるためです。またドレナージ不良や閉塞の危険があるため、ドレーンチューブが引っ張られていないか、屈曲がないか、ベッドや体で圧迫されていないかも確認します。寝返りでルートが引っ張られないよう調整します。

✱ ドレーン留置患者が車椅子に座る場合

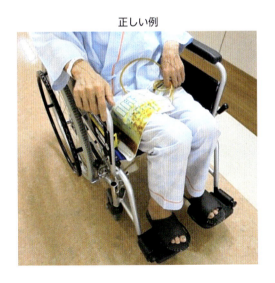
正しい例

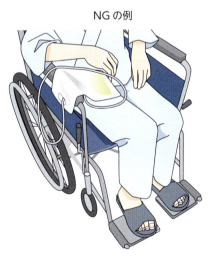
NGの例

- 排液バッグの位置が高い→逆行性感染の危険性
- ルートが車椅子からはみ出ている→ルートが車輪に巻き込まれる

　排液バッグは患者さんの横か膝の上に置きます。バッグが刺入部より上に位置すると排液が逆流し、逆行性感染の原因になります。ドレーンのルートはまとめて患者さんの膝の上に置きます。ルートが体の下敷きになると、ドレーン閉塞の原因になります。またルートが車椅子の車輪に巻き込まれるとチューブ断裂の危険性があります。

✱ ドレーン留置患者の歩行時

正しい例

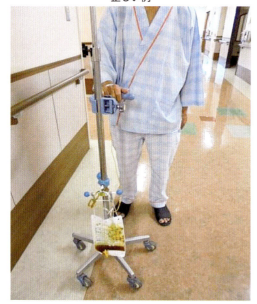

NGの例

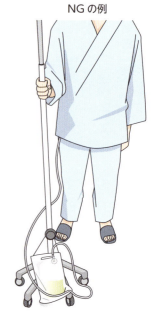

- 排液バッグが床に着いている
  →逆行性感染の危険性
- ルートを引きずっている
  →ルートが点滴台の車輪の下敷きになる

　排液バッグは刺入部より下、なおかつバッグが床に接触しない高さに設置し、ドレーンのルートは点滴台の車輪の下敷きとならないようルートの長さを調節します。排液バッグが他者へ見られることに対して抵抗がある患者さんには、カバーを付けるなどの配慮が必要です。

✳ ミルキングの手順

　ドレーン排液が少量であったり、凝血塊や膿で粘稠度が高いと、チューブ内で排液が滞り、ドレーンが閉塞する危険性があります。そのためミルキングといってチューブをしごくことで一時的に陰圧を発生させ、滞っていた排液をバッグへ流すようにします。ミルキングをしても問題ないドレーンであれば、ミルキングローラーを用いてミルキングを行います。ただし、シリコン性のドレーンはチューブ断裂の危険性があるのでミルキングローラーは使用してはいけません。

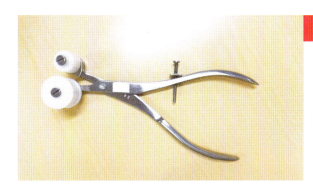

必要物品

● ミルキングローラー

手順① ミルキングローラーをベッドと手で固定する

片方の手でドレーンを挟んで持ち、ベッド上など安定した場所に手を置き固定します。

手順② ドレーンを挟む

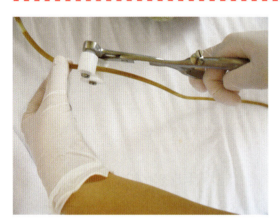

もう一方の手でミルキングローラーを持ちドレーンを挟みます。

手順③ ドレーンを挟んだまましごく

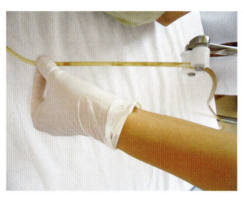 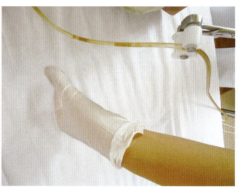

ミルキングローラーを挟んだまま、手前に約20cm引いた後、ドレーンを持っていた手を離します。

参考文献

1）内田真弓ほか. はじめてでもすぐできるすぐ動ける ドレーン管理デビュー. 道又元裕監, 小松由佳編. 東京, 学研メディカル秀潤社, 2015, 18-63.
2）清水潤三. "第1章基礎編". はじめてのドレーン管理. 曽根光子編. 大阪, メディカ出版, 2007, 19-27.

6 排液バッグの管理

広島大学病院　看護部　徳永友梨恵　尾畑直美　山本裕美
　　同　消化器外科　矢野雷太　伊富貴雄太
　　同　感染症科　大毛宏喜

どのような手技?

　排液バッグの管理とは、安全、確実にドレナージが行われるために重要なことです。排液バッグが刺入部より高い位置にある場合だけでなく、バッグ内が排液でいっぱいになっている場合も逆行性感染の危険性があります。陰圧がかからず効果的なドレナージの妨げにもなるため、適切なタイミングでバッグ内の排液を廃棄する必要があります。ドレーン排液は感染性廃棄物と見なすため、標準予防策（スタンダード・プリコーション）に準じ、患者さん・医療者や周囲環境の汚染を防ぐ必要があります［2章7「感染対策」（p.55）を参照］。本稿では、自然流出式ドレーンと陰圧式ドレーンの排液バッグの排液方法を述べます。

✱ 自然流出式ドレーンの排液方法

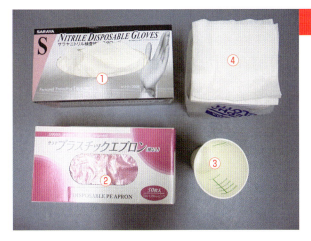

必要物品

① 未滅菌手袋
② エプロン
③ 排液カップ
④ ガーゼなど（未滅菌でよい）

①・②の個人防護具（PPE）を着用します［着用の手順は2章7「感染対策」（p.55）を参照］。

消化器外科 NURSING 2017 春季増刊　47

手順① 排出用チューブの下に排液カップを置く

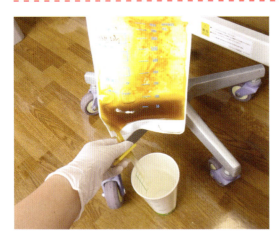

排出用チューブを下に向け、排出口の位置や高さを調節します。

手順② 排液用チューブのクランプを開く

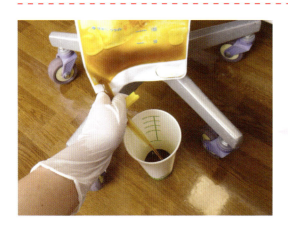

排出用チューブのクランプを開き、排液します。

手順のコツ！
排出用チューブが排液した液面に接触しないよう、また排液が床など周囲に飛び散らないよう注意します。

手順③ 排出用チューブの先端を拭き取る

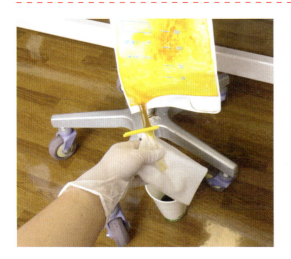

排液が終わったら、排出用チューブの先端をガーゼなどで拭き取ります。

手順のコツ！
排液用チューブの先端に排液が残っていると排液で周囲環境を汚染する可能性があります。

手順④ 排液用チューブのクランプを閉め元の位置に戻す

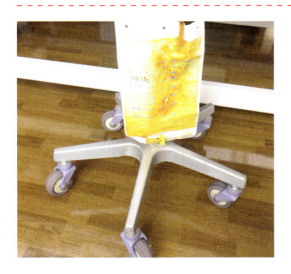

クランプを閉め、排出用チューブを元の位置に戻します。

✷ 陰圧式ドレーン（J-VAC® サクションリザーバー）の排液方法

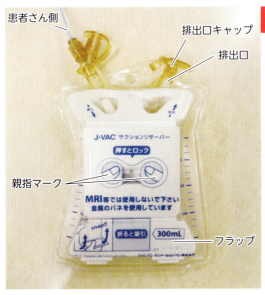

J-VAC®サクションリザーバー

必要物品

- 未滅菌手袋
- エプロン
- 排液カップ
- ガーゼなど（未滅菌でよい）

手袋・エプロン等の個人防護具（PPE）を着用します［着用の手順は2章7「感染対策」（p.55）を参照］。

手順① 排液バッグ（リザーバー）の重さを量る

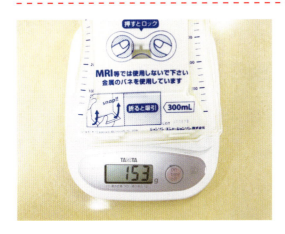

排液を廃棄する前にリザーバーの重さを量ります。

50　消化器外科 NURSING 2017 春季増刊

手順② リザーバーの中に空気を入れ排出口から排液する

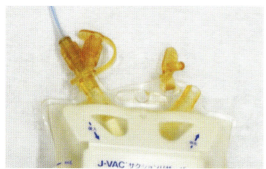

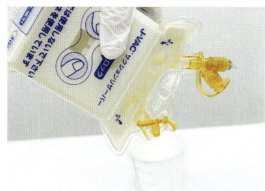

排出口のキャップを開け、リザーバーの中に空気を入れ、リザーバーを全開にします。逆流防止弁が付いているため、チューブのクランプは不要です。本体を傾けて排出口より排液します。

手順のコツ！
この際本体を圧迫する場合は、浅めにゆっくり行います（排出口が汚染していたらガーゼなどで拭き取ります）。

手順③ リザーバーを押しつぶしてロックする

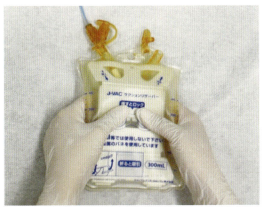

リザーバーを指で挟み、リザーバーの中央部を音がするまで強く押します。

手順のコツ!
親指マークに親指を置き、両手でリザーバーを押しつぶすようにして、ロックをかけます。

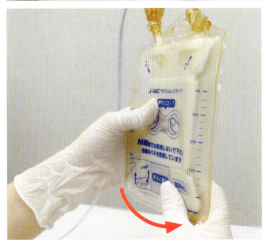

リザーバーがロックされていることを確認し排出口のキャップを閉めます。リザーバー底部のフラップを後ろにやや折り曲げて（フラップダウン）固定します。

手順のコツ!
フラップダウンすることでロックをより確実にします。

手順④ 接続と吸引の再開始を確認する

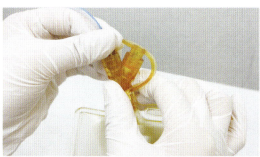

確実に接続されているかどうかを確認します。

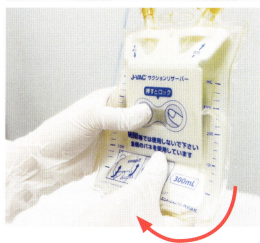

リザーバー底部のフラップを音がするまで静かに上方に折り曲げて（フラップアップ）吸引が再開始されているかどうかを確認します。

手順⑤ リザーバーが吸引できているかを確認し、排液量を記録する

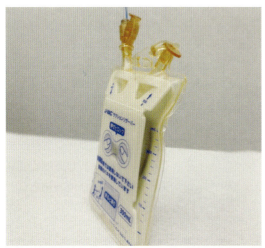

リザーバーが吸引できているか確認します（フラップアップ直後にリザーバーが膨らむ場合は、エアリークの可能性があります）。

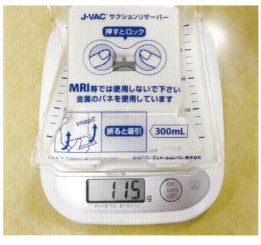

排液廃棄後のリザーバーの重さを量り、廃棄前の重さから引いて、排液量として記録します。

参考文献
1）内田真弓ほか．はじめてでもすぐできるすぐ動ける　ドレーン管理デビュー．道又元裕監，小松由佳編．東京，学研メディカル秀潤社，2015，18-63．
2）山田昇子ほか．"感染予防"．ナースのための消化器外科ドレーン管理．消化器外科ナーシング春季増刊．山上裕機編．大阪，メディカ出版，2012，47-51．

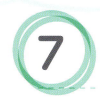

7 感染対策

広島大学病院　看護部　徳永友梨恵　尾畑直美　山本裕美
同　消化器外科　矢野雷太　伊富貴雄太
同　感染症科　大毛宏喜

どのような手技？

　標準予防策（スタンダード・プリコーション）に準じ、すべてのドレーン排液は感染の可能性のあるものとして取り扱う必要があります。標準予防策とは、感染症の患者さんだけでなく、すべての患者さんを対象とし、患者さんの血液、体液、汗を除く分泌物、排泄物、粘膜、損傷した皮膚について感染の可能性のあるものとして標準的に実施する感染予防対策です。具体的には手指衛生、状況に合わせた手袋・エプロン等の個人防護具（PPE）の着用を行うことをいいます。標準予防策を正しく実施することにより、患者さんと医療者双方の感染の危険性を減少させることができます。本稿では、ドレーン排液時に着用する手袋の外しかた、プラスチックエプロンの着脱方法を述べます。

✳ 手技の手順

　手袋着用前後に手指衛生を行います。手袋を外すときはその汚染面に触れないように取り外し、廃棄します。手袋は手のサイズに合った大きさのものを選びます。

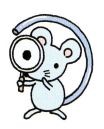

✳ 標準予防策に基づいた手袋の外しかた

手順① 片方の手袋を外す

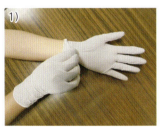 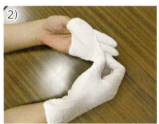 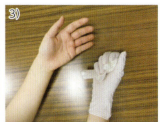

1) 手袋の手首の内側部分をつまみます。その際、手首を汚染しないよう注意します。
2) 手袋を引き上げて脱ぎます。
3) 中表に脱いだ手袋を片手に握ります。

手順② もう片方の手袋を外す

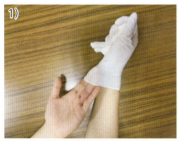 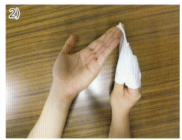 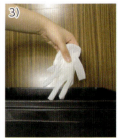

1) 手袋を脱いだ手の指先を片方の手首と手袋の間へ滑り込ませます。
2) 手袋の外側に手が触れないよう注意しながら手に握っている手袋を覆い被せるように外します。
3) 2枚の手袋が汚染面を中表にして一塊となって脱げます。

✱ 標準予防策に基づいたエプロンの着用方法

血液や体液で衣服が汚染される可能性がある場合に装着します。撥水性か防水性のものを使用するので、木綿など布製品では不完全です。また着用前後には手指衛生を行います。

手順① 首の部分を広げ、首にかける

手順② 裾側を静かに広げる

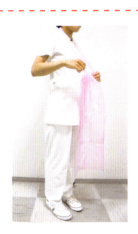

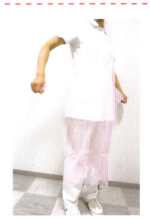

手順③ 後ろのひもを結び、完成

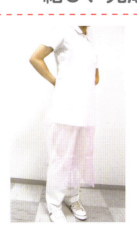

✱ 標準予防策に基づいたエプロンの外しかた

手順① 肩の部分を胸まで下ろす

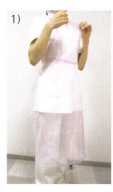
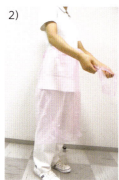
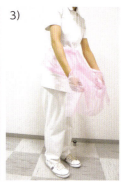

1）肩の部分を両手で引っ張ります。
2）胸の部分を下へ下ろします。
3）裾を手前に持ち上げます。

手順② 汚染部に手が触れないよう体から外す

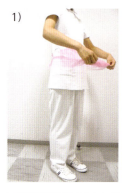
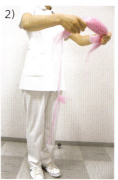
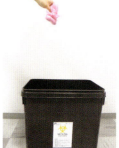

1）汚染した外側に触れないよう内側に巻いていきます。
2）丸めたまま後ろのひもを引きちぎります。
3）小さく丸め廃棄します。

参考文献
1）山田昇子ほか．"感染予防"．ナースのための消化器外科ドレーン管理．消化器外科ナーシング春季増刊．山上裕機編．大阪，メディカ出版，2012，47-51．

8 胸腔ドレーンの管理

広島大学病院　看護部　徳永友梨恵　尾畑直美　山本裕美
　　　　　　　同　消化器外科　矢野雷太　伊富貴雄太
　　　　　　　同　感染症科　　大毛宏喜

❋ 胸腔ドレーンの目的

◆ どのような手術後に留置されるのか

　消化器外科領域において、胸腔ドレーンは主に食道がん術後に留置されます。肝切除術で横隔膜を切開した場合や胃切除術で縦隔郭清を行った場合も留置されることがあります。本稿では、食道がん術後の胸腔ドレーン管理について解説します。

　食道がん術後は、右胸腔内ドレーンと術中の所見により左胸腔ドレーンが留置されることがあります。

　通常、右胸腔ドレーン（図1）は、第7肋間から挿入して、右側の胸部より縦隔に沿って、肺後面を通り、肺尖部背面に留置します。手術中の状況によって、右肺尖部前面にドレーンを留置することもあります。左胸腔ドレーンを留置する場合は、肺尖部の背側に留置します。

◆ 何のために留置されるのか

　食道がんの術後、右胸腔背面にドレーンを留置する目的は、右胸腔内に貯留する浸出液の排出、出血・縫合不全・リンパ漏・気胸・膿胸のモニタリングを行うことです。

　右胸腔前面にドレーンを留置する場合は、肺の癒着剥離後などに生じるエアのドレナージを目的にします。

　左胸腔ドレーンを留置する目的は、左胸腔内に貯留する浸出液の排出と、気胸のモニタリングです。

❋ 胸腔ドレーンの特徴としくみ

◆ どのような器具が用いられるのか

　胸腔ドレーンは、低圧持続吸引装置（チェスト・ドレーンバッグ）（図2）または、電動式低圧吸引器（メラサキュームなど）（図3）に接続されます。筆者らの施設では、メラアクアシールD2バッグ®を電動式低圧吸引器（メラサキューム）に接続し、使用しています。

◆ どのようなしくみでドレナージされるのか

　胸腔内は肺の弾性により、常に陰圧となっているため、必ず閉鎖式ドレー

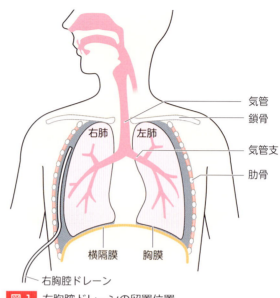

図1 右胸腔ドレーンの留置位置

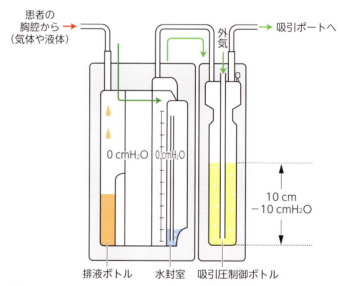

図2 低圧持続吸引装置
チェスト・ドレーン・バック

ンを使用します。陰圧をかけて管理する場合、ドレーンの吸引圧は通常−8〜−15 cmH₂O です。

　低圧持続吸引ドレナージシステムのしくみとして、排液ボトル、水封室、吸引圧制御ボトルがあり、それぞれに役割があります。

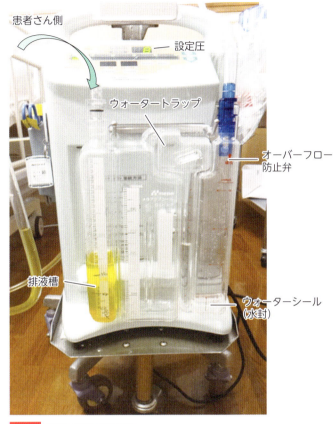

図3 電動式低圧吸引器
メラサキューム

● 排液ボトル
　患者さんの胸腔内から排液された血液や浸出液をためます。

● 水封室
　患者体腔と大気を遮断し、胸腔内への空気の逆流を防ぎます。エアリークと呼吸性移動の確認ができます。

● 吸引圧制御ボトル
　水位により吸引圧を調整します。

✻ 管理上、ナースが特に注意するポイント

◆ 刺入部、ドレーンの観察

　ドレーン留置中の管理として、ドレーン刺入部の出血や発赤・腫脹の有無、皮下気腫（握雪感）の有無、周辺部の皮膚トラブルの有無を確認します（図4）。またドレーン刺入部の固定糸の緩み、固定テープの剥がれ、ドレーン接続部（タイガン

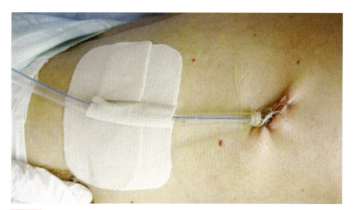

図4 胸腔ドレーン刺入部

バンドで固定）の外れや緩みがないか、ドレーンの屈曲・閉塞はないか、確認します。閉塞が疑われる場合にはミルキングを行い、閉塞が改善されない場合は、医師へ報告します。チューブ内に排液が滞っていないかも確認します。

　胸腔ドレナージは、胸腔内と外界を交通させることとなるため、細菌が入り込むと、逆行感染が起こる恐れがあります。刺入部の腫脹・発赤・熱感の皮膚症状や発熱がある場合は逆行感染の可能性があります。

◆ ドレナージシステムの観察

　筆者らの施設で使用している電動式低圧吸引器（メラサキューム）で説明します。まず、呼吸性移動についてです。水封室の水面が呼吸に合わせて上下に移動する、呼吸性移動がみられます（図5）。もし、呼吸性移動がみられなければ、ドレーンが閉塞している可能性があります。回路内の閉塞はないか、設定した吸引圧か、水封室内の蒸留水は減少していないか、を確認する必要があります。

　次にエアリークの観察についてです。胸腔ドレナージにおけるエアリークとは、術中の肺損傷などで、胸腔内より気体が排出されている状態です。エアリークの有無は、水封室の液体に気泡が出現することによって確認できます（図6）。呼気時のみに断続的に気泡が発生する場合は、胸腔内から排気があるという目安となります。また、呼気、吸気に関係なく、気泡が連続してみられる場合は、胸腔内からの排気が多い場合もありますが、ドレーン管内の漏れの可能性もあります。咳や呼吸を止めても気泡が出現する場合は、ドレナージシステム側からの空気の流入を疑います。患者さん側のドレーン回路から排液システムまでたどり、原因を確認する必要があります。

　胸腔ドレーンバッグは、逆流を防ぐために、患者さんの胸腔より低い位置にあり、倒れないように固定してあるか確認します。

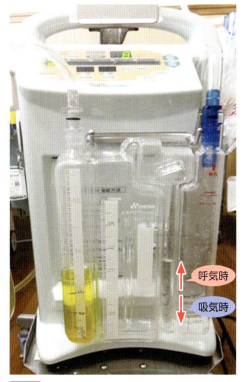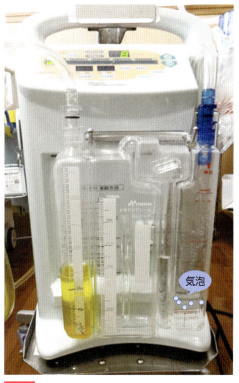

図5 呼吸性移動
呼吸に合わせて水封室の水面が上下に移動する。

図6 エアリーク

◆ 排液の観察
● 正常の経過
　排液の性状は、術直後から3日目までは、血性から淡血性へと徐々に薄くなります。それ以降は淡々血性、淡黄血性、淡黄色、漿液性へと変化します。

● 血性排液
　術直後の多量の血性排液（術後数時間で 200 mL/時以上）は、術後出血の可能性があるため、医師へ報告する必要があります。排液量が急激に減少している場合は、ドレーンが閉塞していないか確認する必要があります。

● 黄白色～褐色の混濁排液
　黄白色～褐色の混濁した排液は、膿胸の可能性があり、原因として縫合不全、気管瘻、術中汚染、創部やドレーンからの逆行感染があります。

● 白濁排液
　また、食事開始後や経腸栄養に伴い排液が白濁することがあります。これは胸管に損傷があることで生じる乳び漏です。胸腔内に乳び液が貯留した状態を乳び胸と

いいます。胸管内容物は絶食時は無色透明であり、損傷があっても手術中に気付くのは困難です。食事が開始されると、吸収された中性脂肪により白色に変化し、明らかになることがあります。排液量は自然に減少し、漿液性に変化することが多いですが、減少しない場合は手術になることもあります。

合併症

再膨張性肺水腫

長期間、胸水・膿胸・血胸などの状態で虚脱していた肺が短期間でドレナージされることにより、一気に再膨張することで生じることがあります。一度に大量の排液を行うときは注意が必要です。

皮下気腫

皮下気腫は、損傷した肺やドレナージの不良なときに皮下へ空気が流入し貯留した状態です。これは、握雪感（粗いブツブツ）として触診できます。頸部循環障害や胸郭の拡張障害へ進展することがあります。皮下気腫にマーキングを行い、皮下気腫の拡大・縮小の観察をしましょう。

疼痛

ドレーン刺入部の痛み、ドレーン固定による痛み、ドレナージで体動を制限されることによる痛みなどが考えられます。疼痛が強い場合は肋間神経の刺激や肺実質損傷の可能性があります。また、疼痛により横隔膜の動きを妨げると、換気量が減少し呼吸器合併症の危険性もあります。必要に応じ、鎮痛薬の使用を進めましょう。

排液バッグの交換

清潔操作で行います。胸腔内は陰圧に保たれています。バッグ交換時に胸腔内への外気の侵入を防ぐために、チューブ鉗子でドレーンチューブの2カ所をクランプしてからバッグの交換を実施しましょう。

ドレーン事故（自己）抜去時の対応

ドレーンの事故（自己）抜去を発見したら、まず刺入部を閉鎖します。刺入部から空気が流入して、肺の虚脱が起こる危険性があるためです。閉鎖後すぐに医師へ報告します。ただし人工呼吸器装着中の患者さんは、陽圧換気下であるため、刺入部を閉鎖すると、胸腔内圧が上昇することにより、緊張性気胸となる可能性があります。医師へ報告し、指示をあおぎましょう。

参考文献

1）田中晃司ほか. "食道切除術". ナースのための消化器外科ドレーン管理. 消化器外科ナーシング春季増刊. 山上祐機編. 大阪, メディカ出版, 2012, 58-9.
2）吉田晃子. 理解度UP基礎編 胸腔ドレーンはここに挿入されている! 理解度UPアセスメント編 気胸／術後／膿胸ドレーンのアセスメント. ナース専科. 33(2), 2013, 48-55.
3）田中賢一. 胸腔. 消化器外科ナーシング. 19(6), 2014, 16-22.
4）菅原直子. 胸腔ドレナージ". はじめてでもすぐできるすぐ動ける ドレーン管理デビュー. 道又元裕監. 小松由佳編. 東京, 学研メディカル秀潤社, 2015, 113-20.
5）吉田晃子. 初心者もこれで理解度UP ドレーンの排液のアセスメント 胸腔ドレーン. ナース専科. 33(2), 2013, 48-59.
6）田中晃司ほか. "術式別ドレーン管理とケア 食道切除術". この一冊でまるごとマスター ナースのための消化器外科ドレーン管理. 山上裕機編. 消化器外科ナーシング春季増刊. 大阪, メディカ出版, 2012, 56-61.
7）牧野知紀. 食道切除術後のドレーン管理と観察のポイント. 消化器外科ナーシング. 20(5), 2015, 380-7.
8）奥田典代. 食道亜全摘胃管再建におけるドレーン管理. 最新 消化器看護. 20(1), 2015, 13-8.

メディカ出版のおススメ！

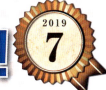

2019 / 7

新刊 救急看護/救急・救命医学　オールカラー

Emer-Log2019年夏季増刊
若手医師・ナースのための救急エコーは、こう見る・こう使う

エコー機器の操作方法から画像の見かた、穿刺・挿入手技への活用、検査結果から治療・ケアへのつなげかたまで、実践知を網羅した必読書！

この1冊で、救急エコーが好きになる！

船曳 知弘 編集

●定価（本体5,000円＋税）●B5判 ●320頁 ●ISBN978-4-8404-6665-3　web 130061951

新刊 呼吸器　オールカラー

みんなの呼吸器 Respica 別冊
毎日使えて基礎が身につく！
2019 呼吸療法認定士"合格チャレンジ"100日ドリル

厳選207問は図表や＋αの知識満載の解説で要点がパッとわかる！逆引きインデックスでキーワードから検索して苦手要素もバッチリ克服！

学習目標が立てられる100日スケジュールシートつき

西 信一 監修

●定価（本体3,800円＋税）●B5判 ●232頁 ●ISBN978-4-8404-6886-2　web 302010461

新刊 透析　オールカラー

透析ケア2019年夏季増刊
透析患者の合併症カラフルビジュアル図鑑

56の合併症を「急性」「慢性」「部位別」に分け、病態、原因・機序、症状、治療、ナースにできるケアを大きな図解とともにわかりやすく解説！

高齢化・原疾患の変化に伴う最新知識が満載

佐藤 隆 編集

●定価（本体4,000円＋税）●B5判 ●248頁 ●ISBN978-4-8404-6705-6　web 130101950

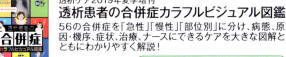

●消費税はお申し込み・ご購入時点での税率が適用となります。web メディカ出版WEBサイト専用検索番号

やるなら今！ 学び直しに役立つイチオシ書籍！

解剖生理

なんでやねん！
根拠がわかる解剖学・生理学 要点50

難解な用語が多い解剖学・生理学の丸暗記から解放！関西弁の解説でテンポよく読め、関連事項も一緒に覚えられて知識が定着する！

クスッと笑いながら「なるほど」と納得

■川畑 龍史／濱路 政嗣 著

●定価（本体2,800円＋税） ●A5判 ●368頁 ●ISBN978-4-8404-6573-1 web 301080190

心電図

オールカラー

今さら聞けない先輩ナースも今度こそわかる

再チャレ！心電図

心電図の基礎から症状・疾患に合わせた対処、ペースメーカー心電図の管理まで超図解！自分の弱点がわかり、効率よく学習できる！

この一冊であいまい知識から脱出！

■田中 喜美夫 著

●定価（本体2,500円＋税） ●B5判 ●136頁 ●ISBN978-4-8404-6500-7 web 302140200

手術・麻酔・ICU

メディカのセミナー濃縮ライブシリーズ

Dr.讃岐のツルっと明解！
周術期でよくつかう薬の必須ちしき

病棟ナースにもさらさら役立つ
周術期薬全般について、ケア・治療の流れに沿って「なぜ？」から脱線話も含めて話し言葉でわかりやすく解説！

大人気セミナーのエッセンスを凝縮！

■讃岐 美智賀 著

●定価（本体3,200円＋税） ●A5判 ●352頁 ●ISBN978-4-8404-5621-0 web 302160270

消化器

オールカラー

消化器外科ナーシング2018年秋季増刊
手術の流れからケアのなぜ？が見える！わかる！

消化器外科 50の術式別術後ケアイラストブック

手術の流れと操作が見て学べ、根拠から理解できる！手術のほか、内視鏡・経皮的治療も多数取り上げ、消化器内科ナースにもおすすめ！

図解で驚くほどわかる！必須＆最新術式

■馬場 秀夫 監修

●定価（本体4,000円＋税） ●B5判 ●256頁 ●ISBN978-4-8404-6351-5 web 130111851

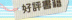

好評書籍 おかげさまで、増刷出来!!

認知症別の食支援で介護ストレスも減少

老年看護　オールカラー

認知症患者さんの病態別食支援
安全に最期まで食べるための道標

■野原 幹司 著
●定価（本体2,600円＋税）●B5判 ●152頁
●ISBN978-4-8404-6549-6　web 302270790

短時間で脳疾患の看護実務がマスターできる

脳・神経　オールカラー

カラービジュアルで見てわかる！はじめての脳神経外科看護

オンライン書店 脳･神経看護学
1位獲得!!

■近藤 靖子 編著
●定価（本体2,600円＋税）●B5判 ●156頁
●重版出来 ISBN978-4-8404-4600-6　web 302060310

すぐに使えるケアのポイントミニブックつき

がん看護・ターミナルケア　オールカラー

YORi-SOU がんナーシング別冊
がん化学療法の薬
－抗がん剤・ホルモン剤・分子標的薬・免疫チェックポイント阻害薬・支持療法薬－
はや調ベノート2019・2020年版

■古瀬 純司 編著
●定価（本体4,000円＋税）●B5判 ●316頁
●ISBN978-4-8404-6849-7　web 302180152

重要ポイントが図解でパッと理解できる！

糖尿病　オールカラー

糖尿病ケア2017年春季増刊
患者さんの素朴なギモンにちゃーんと答える！糖尿病のなぜ？なに？Q&A100

■添田 百合子 編集
●定価（本体4,000円＋税）●B5判 ●288頁
●ISBN978-4-8404-6042-2　web 130181750

リハ看護がぜんぶわかる、新・バイブル！

リハビリテーション　オールカラー

リハビリナース2016年秋季増刊
3ステップでわかる リハビリ病棟の疾患・リハ・看護まるごとブック

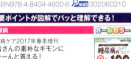

■蜂田 富士子 編集
沢田 光思郎　阿部 理奈 医学監修
●定価（本体4,200円＋税）●A4変判 ●228頁
●ISBN978-4-8404-5702-6　web 130221651

誰かに聞きたかった不安や疑問に答えます！

小児看護　オールカラー

病気をもつ子どもと家族のための「おうちで暮らす」ガイドブックQ&A
子育て・療育・サポートが必要な子どもとの生活のヒント

■前田 浩利 監修
岡野 恵里香 編集　重症心身障害児親子の会
すぎなみ重度心身障害児親子の会
みかんぐみ　杉並区立こども発達センター 企画・協力
●定価（本体2,400円＋税）●A5判 ●160頁
●ISBN978-4-8404-5840-5　web 302280520

ペリネのケアを理論的に徹底解説！

助産

女性の美と健康をささえるGasquetアプローチ
適切な理解と実践で骨盤底筋群を守る！
理論にもとづくペリネのケア

■ベルナデット・ド・ガスケ 著
シャラン 山内 由紀 訳
●定価（本体3,200円＋税）●B5判 ●192頁
●ISBN978-4-8404-5820-7　web 302290860

看護の質を上げるリーダーシップを学ぼう

看護管理

ナーシングビジネス2015年夏季増刊
陣田塾
看護の"知の見える化"で現場が変わる！
より良い看護実践のための概念化スキル教えます！

■陣田 泰子 編著
●定価（本体2,800円＋税）●B5判 ●144頁
●ISBN978-4-8404-5250-2　web 130211551

公認心理師を目指す方必見!第2回試験に役立つ!

新刊 公認心理師/演習・試験問題

こころJOB Books
本番さながら!
公認心理師試験予想問題154

公認心理師試験の傾向を分析し、対策や押さえるべきポイントを徹底解説!幅広い内容に対応し、基礎心理学や研究法、法律の知識が確実に定着する!

予想問題Webダウンロードつき

髙坂 康雅 著

● 定価(本体2,800円+税) ●B5判 ●192頁 ●ISBN978-4-8404-6887-9 web 305120000

新刊 公認心理師/演習・試験問題

こころJOB Books
公認心理師試験必勝キーワード66
313の関連キーワードでさくさく学べる/予想問題付き

基礎から臨床まで、重要キーワードと関連キーワードで多面的に関連づけて学習できる、これまでにない一冊!試験に役立つ最新情報やコラムも充実!

国試セミナー人気講師が厳選!赤シートつき

長内 優樹 著

● 定価(本体2,800円+税) ●A5判 ●304頁 ●ISBN978-4-8404-6880-0 web 305120010

今月の1冊! 看護技術

CandY Link Books
伝わる・身につく ナースのための教える技術

今まで誰も教えてくれなかった、新人や後輩指導などに役立つ「上手な教え方のコツ」をライブセミナー形式でわかりやすく解説!

指導経験豊富なナースが伝授する!

杉浦 真由美 著

● 定価(本体2,500円+税) ●A5判 ●192頁 ●ISBN978-4-8404-6846-6 web 301020570

ご注文方法
●全国の看護・医学書取扱書店または小社へ直接ご注文ください。
●小社へは下記ホームページもしくはお客様センターへのお電話・ファックス・郵便のいずれかのお方法でお申し込みいただけます。

すべての医療従事者を応援します

株式会社 メディカ出版 お客様センター

〒532-8588 大阪市淀川区宮原3-4-30 ニッセイ新大阪ビル16F

0120-276-591 (または 06-6398-5051) **FAX 06-6398-5081**

⚠ FAX番号のおかけ間違いにご注意ください [メディカ出版] [検索]

3章

治療用チューブの管理

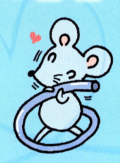

① 治療用チューブとは

兵庫医科大学 外科学 肝・胆・膵外科 　麻野泰包　西田広志　藤元治朗
兵庫医科大学病院 看護部13階西病棟　藤吉亜美　伊垢離あゆみ　山本美妙子　森岡広美　清水直美

✼ 治療用チューブの種類

　治療用チューブとは、体内にある消化液などを体外に誘導することを目的としたものです。体内には唾液、胃液、膵液、胆汁、腸液などの消化液が絶えず分泌されています。その分泌量はおおよそ、唾液1,000〜1,500 mL、胃液1,000〜2,500 mL、膵液1,000〜2,000 mL、胆汁800〜1,000 mL、腸液1,000〜2,000 mLといわれています。つまり合計5,000〜9,000 mLの消化液が毎日体内で産生され、その8割が小腸で吸収されています。

　これらの消化液が本来流れる部位を通過せず、体内や消化管内にとどまるとさまざまな症状をもたらします。たとえば腸閉塞などで胃液が胃内に充満すると腹部膨満感や腹痛を生じ、嘔気・嘔吐につながります。高齢者では吐瀉物で誤嚥性肺炎を発症することもあり危険です。また結石や腫瘍による胆道閉塞で胆汁が消化管に流れない場合には閉塞性黄疸が生じます。放置すると肝不全や胆管炎などを併発、生命の危険に及ぶ場合もあります。さらに胆道再建術や膵空腸吻合術のように非常に細い管腔の臓器を吻合する場合に、1日1,000 mLもの体液が通過することで負担がかかり、縫合不全を発症する危険性もあります。

　ここでさまざまな症状改善のために留置されるのが治療用チューブと呼ばれるものです。

　消化器外科領域では主に以下のような種類があります。

1. 胆管チューブ
2. 膵管チューブ
3. 経鼻胃管

　今回は主に体液を体外へ出す"外瘻"を目的としたチューブについて、それぞれどのようなものがあるのか、簡単に説明しましょう。

◆ 胆管チューブ
●胆管チューブの用途および種類

　肝臓で産生される胆汁を流すチューブです。閉塞性黄疸や胆道再建術の際に使用します。このチューブには挿入経路や目的によってさまざまな種類があります。
①経皮経肝胆道ドレナージ［percutaneous transhepatic biliary drainage；

PTBD、PTCD（C：cholangio）と呼ばれることもあります]

②内視鏡的経鼻胆道ドレナージ（endoscopic nasobiliary drainage；ENBD）

③逆行性経肝胆道ドレナージ（retrograde transhepatic biliary drainage；RTBD）

●胆管チューブそれぞれの役割

　①のPTBDチューブと②のENBDチューブは閉塞性黄疸時に挿入・留置されるチューブで、肝臓で産生された胆汁を十二指腸へと運搬する胆管が閉塞した際に、体外に胆汁を排出して黄疸を改善する役割があります。①のPTBDチューブは超音波検査下に肝内の拡張した胆管に留置し、ドレナージするチューブです。**"体外から体内へ挿入"** するもので、腹部や肋間からチューブが留置されています。一方、②のENBDチューブは側視鏡と呼ばれる内視鏡を使用し、十二指腸乳頭部から閉塞した胆管内へチューブを留置して、胆管→十二指腸→胃→食道→鼻腔へ導出するチューブです。

　③のRTBDチューブは、手術で胆道再建を施行する際に使用するチューブで、切離した胆管と空腸を吻合した部位にステントを兼ねて減圧用に留置するものです。このチューブは①のPTBDチューブと異なり、肝臓や挙上した空腸を通して**"体内から体外へ導出"** します。

◆ 膵管チューブ

●膵管チューブの用途および種類

　膵臓で産生される膵液を流すチューブです。膵空腸吻合術の際にステントを兼ねて吻合部の減圧用に体外へ膵液を排出します（外瘻）。しかし最近では吻合部に短くカットした膵管チューブを留置し、膵管から腸内へ膵液を流す"ロストステント（内瘻）"と呼ばれるチューブもあります。

◆ 経鼻胃管

●経鼻胃管の用途

　鼻腔から胃内に留置して、胃内や上部消化管内に貯留した体液を排出するチューブです。術直後の消化管運動が麻痺した時期に一時的に留置したり、上部消化管腸閉塞の際の減圧目的に留置したりして、唾液や胃液、胆汁などを排出します。外科領域では食道・胃の術後に減圧用に留置されます。また経口摂取が困難な場合に経管栄養チューブとして用いられることもあります。

●経鼻胃管の種類

　チューブには主に2種類あり、①二重管タイプ、②単管タイプに分かれます。①の二重管タイプはサンプ式（吸引・排水の意味）といわれ胃内容の排出用に用いられ、②の単管タイプは主に経管栄養用に用いられることが多いチューブで、吸引

を目的としません。②の単管タイプは①の二重管タイプに比べて細く軟らかいのが特徴です。

　以上が主な治療用チューブの種類です。このあとそれぞれの管理について詳細に説明しましょう。

② 胆管チューブの管理

兵庫医科大学　外科学 肝・胆・膵外科　麻野泰包　西田広志　藤元治朗

兵庫医科大学病院　看護部 13 階西病棟　藤吉亜美　伊垢離あゆみ　山本美妙子　森岡広美　清水直美

✳ 治療目的

◆ 閉塞性黄疸時の減黄、胆管炎・胆嚢炎時のドレナージ

　肝臓で産生された胆汁が肝内胆管から肝外胆管を流れ、十二指腸乳頭部から排出される経路である「胆道」が、腫瘍や結石によって閉塞・狭窄したりすると、胆汁が血中に逆流し黄疸を発症したり、細菌感染を合併して胆管炎や胆嚢炎が起こります。そのような場合、閉塞・狭窄した部位よりも上流の胆管や胆嚢にチューブを挿入し、たまった胆汁を体外に排出します。これをドレナージといい、ドレナージを続けることで黄疸が改善したり、感染が改善したりします。

◆ 胆道再建術／胆管空腸吻合部の減圧・狭窄防止・胆汁漏予防

　胆管がんや膵頭部がんの手術時に胆汁の流れ道を作り直す手術を胆道再建術といいます。これは本来つながっていない胆管と空腸を外科手術でつなぎ合わせ、再び胆汁を腸管へ流す目的があります。しかし合併症として縫合不全や吻合部狭窄が起こる可能性があるため、吻合部に余計な圧力がかからないように減圧し、内腔を保つ"ステント（芯棒）"として吻合部が細くならないようにします。

✳ チューブの種類・固定方法

　胆管チューブには挿入経路や目的によってさまざまな種類があります（図1、2）。

◆ 治療法の種類

● 減黄、感染の治療目的

1) 経皮経肝胆道ドレナージ
　（percutaneous transhepatic biliary drainage；PTBD）

　超音波検査で観察して体表から肝臓を経由して肝内の拡張した胆管を穿刺し、透視下に造影しながらチューブを胆管内に留置し体外にたまった胆汁や感染胆汁を排出する方法です。

適応：十二指腸乳頭部まで内視鏡を挿入できない場合（胃切除後、消化管狭窄など）や、胆管狭窄が高度で内視鏡下にドレナージチューブが挿入できない場合に適応となります。

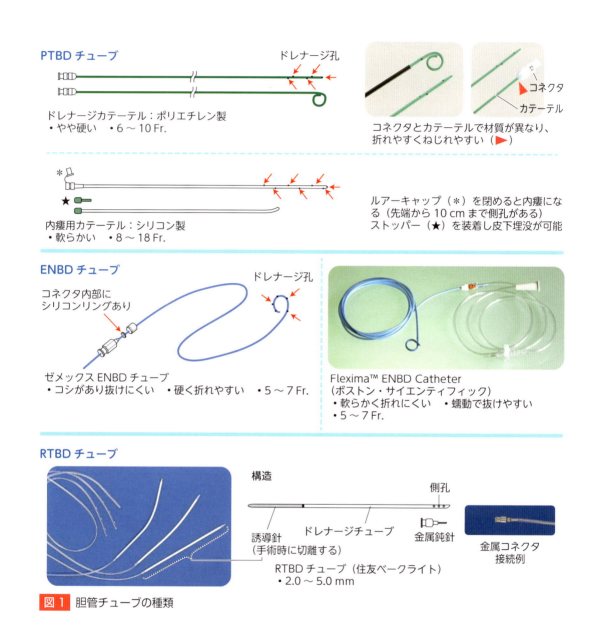

図1 胆管チューブの種類

利点：①排液量や性状の観察が可能、②容易に胆汁を採取し細胞診や培養が可能、③肝内胆管の高度閉塞例、腫瘍による乳頭部変形例でも施行が可能、などの利点があります。肝外胆管に狭窄・閉塞があり通過困難でも、それを越える必要なくチューブを留置できます。長期留置が可能で、必要な場合にはチューブの側孔を介して肝臓から十二指腸へ胆汁を流す"内瘻"も容易で、必要になれば簡単に外瘻に戻せます。

欠点：①経肝的に挿入するので、出血傾向や腹水貯留がある場合には腹腔内出血を

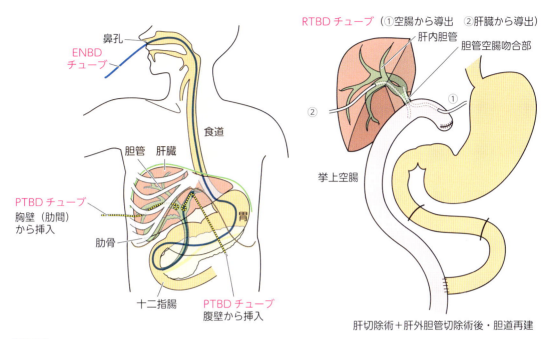

図2 胆管チューブの留置経路

起こす、②肝表面の穿刺部から胆汁が腹腔内に漏れ出し腹痛が生じる、がんの場合には胆汁内のがん細胞が腹腔内に散布する恐れがある、③肝臓が呼吸性に上下に移動するため自然抜去し腹膜炎を発症する可能性がある、などの欠点があります。

2）内視鏡的経鼻胆道ドレナージ（endoscopic nasobiliary drainage；ENBD）

側視鏡と呼ばれる内視鏡の先端を十二指腸乳頭部まで挿入し、透視下に造影しながら胆管内にチューブを挿入し、胆管→十二指腸→胃→食道→咽頭→鼻腔へと導出します。急性胆道炎ガイドラインでは先述のPTBDよりも推奨されています。

適応：内視鏡が施行可能な場合に適応となります。出血傾向や腹水がある場合でも安全に行うことが可能です。

利点：①排液量や性状の観察が可能、②容易に胆汁を採取し細胞診や培養が可能、③出血傾向や腹水があっても施行できる、④自然脱落しても腸管内に抜けるだけで合併症がない、などの利点があります。

欠点：①消化管閉塞がある場合や、胃切除術後の再建術式の種類によっては内視鏡が乳頭部まで到達できない、②腹臥位で長時間施行するため鎮静薬を使用するので、誤嚥性肺炎のリスクが高い場合には施行困難、③チューブを鼻腔から出す

ため、咽頭〜鼻腔の違和感があり自己抜去されやすい、などの欠点があります。チューブ自体も細く長く、ねじれや折れによる閉塞を生じやすい傾向にあります。

●胆管空腸吻合部の減圧・狭窄防止・胆汁漏予防目的

1）逆行性経肝胆道ドレナージ
（retrograde transhepatic biliary drainage；RTBD）

適応：胆道再建を施行する際に、切離した胆管と空腸を吻合した部位に留置されます。PTBDと異なり、肝臓や挙上した空腸を通して"体内から体外へ導出"するため"逆行性"と呼ばれます。胆管肥厚例や通常1cmを超える拡張胆管例では、吻合が容易なため留置することは少ないですが、細い胆管や吻合部に緊張がかかるような場合に留置の適応になります。

利点：①吻合部の減圧と狭窄予防、②縫合不全時、腹腔内に多量の胆汁が漏れ出さない、③逆行性胆管炎の発症時に、胆汁の性状、排液量のチェック、起炎菌の同定をすることができる、④チューブから造影検査を行い胆管空腸吻合部の縫合不全をチェックできる、などの利点があります。

欠点：①細い胆管への留置や、残肝量が少なく胆汁産生が少ない場合では、浮遊物でチューブが閉塞し胆汁うっ滞が起こることがある、②チューブの閉塞、屈曲で容易に胆管炎を発症しやすくなる、などの欠点があります。

◆各チューブの固定法

PTBDおよびRTBDチューブの体表面での固定は同じで、ナイロン糸で刺入部から3カ所皮膚に固定します。固定はループを描くようにしても、直線的でも構いません。その後、固定テープにて「Ω（オメガ）どめ」で固定し、抜去防止とします（図3）。

ENBDの場合は、チューブが鼻孔から出るため、鼻唇溝部（いわゆる鼻の下）、頬部、耳介の背側（耳の後ろ）に回して頸部でそれぞれΩどめで固定します。鼻孔に直接固定すると、チューブが当たり皮膚びらんや圧迫壊死を起こす可能性があるので行いません（図4）。

✳ 管理上の注意点

◆刺入部の観察

PTBD、RTBDの場合、チューブの屈曲の有無、出血、疼痛、胆汁の漏れ、発赤、膿汁の付着に注意します。ENBDの場合は鼻孔の発赤、びらん、皮膚潰瘍に注意します。

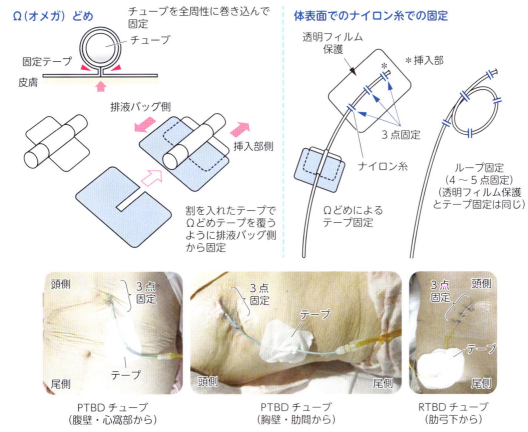

図3 PTBD・RTBDチューブの固定方法

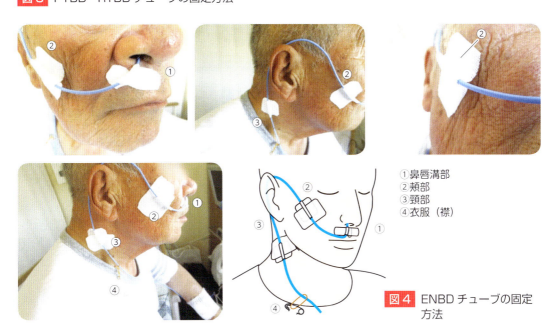

① 鼻唇溝部
② 頬部
③ 頸部
④ 衣服（襟）

図4 ENBDチューブの固定方法

3章 治療用チューブの管理

消化器外科NURSING 2017 春季増刊 75

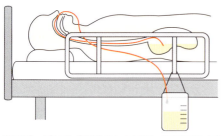
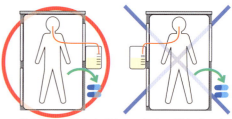

排液バッグは必ず患者さんより低い位置に置く！

歩行移動可能な患者さんの場合、排液バッグは必ず降りる側に置く！

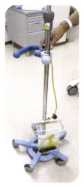
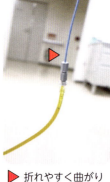
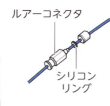
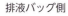
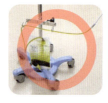

ルアーコネクタ
シリコンリング

締めすぎると中のシリコンリングでチューブが変形し閉塞するので注意

排液バッグ側

あまりチューブが長いようなら、カットせずに排液バッグのチューブ内に挿入しておくとよい

点滴スタンドでの移動

▶ 折れやすく曲がりぐせがつきやすい

チューブを巻き付けないように！

図5 ENBDチューブの排液バッグの位置

◆ 固定部の観察と管理

　糸で固定している部位、テープで固定している部位の折れ曲がりに注意します。患者さんの体動、体位変換、排液バッグの重みなどで固定の緩み、外れが起きやすくなるので、定期的に観察し固定テープが浮いたりしている場合はこまめに貼り替えましょう。チューブの種類によってはコネクタとの境界が非常に折れ曲がりやすく、テープ固定の場合にはねじれないように固定し、同部をテープで覆い隠さないように心掛けましょう（図5）。

　チューブが心窩部や肋骨弓下から出ている場合には、座位をとった際にチューブが折れないような固定が必要です。

　ENBDは非常に細く長いチューブなので折れ曲がりやねじれに注意し、テープのみの固定なので固定位置にマーキングし、抜けていないかどうか定期的にチェックしてください。長くて引っ掛けやすいので、患者指導も必要です。またテープ固定による皮膚かぶれが生じた場合は、別の場所に貼り替えましょう。

◆ 排液の観察（図6）

　正常な胆汁は黄金色透明（図6①）で、やや粘稠です。閉塞性黄疸でドレナー

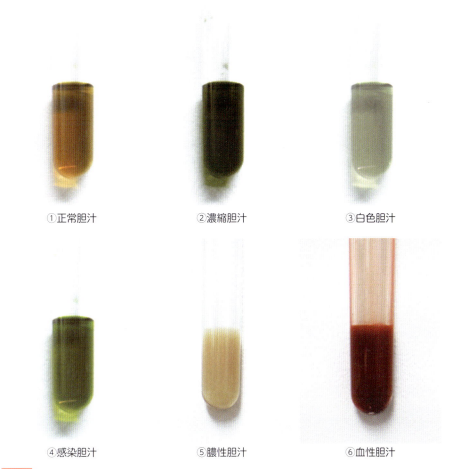

図6 排液の性状
①正常胆汁 ②濃縮胆汁 ③白色胆汁 ④感染胆汁 ⑤膿性胆汁 ⑥血性胆汁

　ジチューブを留置した直後の胆汁排液は、閉塞によりうっ滞しており一般的に濃緑色（図6②）で、しだいに黄金色に変化していきます。しかし長期間の閉塞で肝臓が萎縮した胆管に留置したチューブからは白色胆汁（図6③）と呼ばれる、わずかに緑色がかった透明の排液がみられることもあります。

　感染時には、緑色で粘稠度も高くなり閉塞しやすいので注意が必要です（図6④）。さらに感染が強くなると膿汁が排出されることもあります（図6⑤）。胆道出血が起こると血性（図6⑥）になりますが、多くはPTBD直後で肝内胆管と並走している門脈を損傷して胆管内に出血を起こすからです。しだいに正常の胆汁に戻りますが、血性の状態が続く場合にはすぐに医師に確認してもらいましょう。

　RTBDで血性となった場合、吻合部からの出血の可能性があり、しばしば緊急的な処置が必要になることがあります。

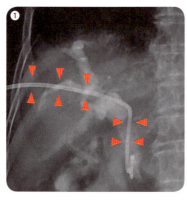 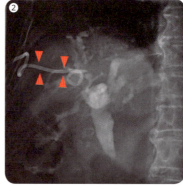

図7 PTBD チューブ留置部の X 線画像

①留置時：先端は総胆管内へ挿入
②留置翌日：先端は肝内胆管内へ移動（腹腔内でとぐろを巻いている）
→自然脱落へ（排液がなくなる）

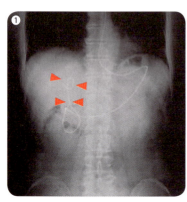 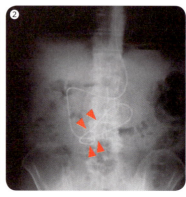

図8 ENBD チューブ留置部の X 線画像

①先端は肝内胆管内へ挿入
②先端は空腸内へ脱落
 ・排液がなくなる
 ・排液の性状が腸液様に

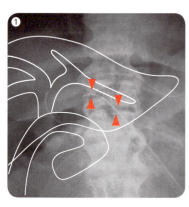 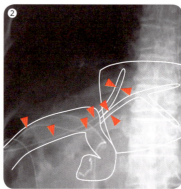

図9 RTBD チューブ留置部の X 線画像

①総肝管・空腸吻合：径が太く、不完全外瘻
②肝内胆管・空腸吻合：径が細く、完全外瘻
＊チューブの側孔が吻合部をまたぐ場合、内瘻化されてチューブから胆汁があまり出ないことも！

　排液量については連日の記録と比べて極端に減少した場合は、チューブの閉塞・逸脱を疑います。このときはドクターコールし、まず生理食塩水を注入して回収できるかどうかを確認してもらいます。できない場合はX線写真でチューブ位置を確認する必要があります（図7～9）。またチューブ内に凝血塊やフィブリンなどがたまっても閉塞の原因になることがあるので、ミルキングを定期的にしてください。

排液バッグがチューブ挿入部より高い位置にあるとドレナージされない場合があるので、バッグの位置に注意し患者さんに適切な位置を説明しましょう。

◆ **全身状態のモニタリング**

排液量が多く、連日ドレナージされると体液の喪失に伴って脱水が生じます。放置すると、急性腎前性腎不全や低ナトリウム血症などを発症するため適切な輸液管理が必要です。

チューブが腹腔内で脱落し胆汁性腹膜炎を発症した場合、時間経過とともに症状が増悪し、激しい腹痛が腹部全体に広がり、嘔気・嘔吐や発熱、頻脈がみられるようになります。さらに増悪するとショック状態に陥ることもあるのでしっかりバイタルサインをチェックし、指示を仰ぐようにしてください。

持続的な血性排液が続く場合には、胆道出血や腹腔内出血が起こっている可能性もあり、ショック状態に備えた観察が必要です。モニタの装着、意識状態や血圧・脈拍のチェックをしてください。

3 膵管チューブの管理

兵庫医科大学 外科学 肝・胆・膵外科 麻野泰包 西田広志 藤元治朗
兵庫医科大学病院 看護部13階西病棟 藤吉亜美 伊垢離あゆみ 山本美妙子 森岡広美 清水直美

✵ 治療目的

◆ 膵管空腸吻合部の減圧・狭窄防止・膵瘻予防

遠位胆管がんや膵頭部がんなどで膵頭十二指腸切除術を施行する際に、膵液の流れ道を作り直す必要があります。その際に本来つながっていない膵管と空腸（胃の場合も）を外科手術でつなぎ合わせ、膵液を腸管へ排出させます。正常の膵管は2mm以下と非常に細いので、吻合に際しては余計な圧力がかからないように減圧目的でチューブを留置し、狭窄防止のステントとします。

膵液は、脂肪・タンパク・炭水化物を分解する消化酵素を含んでいます。腹腔内の臓器は脂肪やタンパクで構成されているため、膵液が漏れる（膵瘻）と自分の組織を融解させ、手術で切離した動脈に破裂しやすい仮性動脈瘤を形成することがあり、致死的になることもあります。ですから縫合不全を予防することが大事です。

✵ チューブの種類・固定方法

膵管チューブにはさまざまな種類と留置方法があります（図1、2）。

◆ 治療法の種類

a. 完全外瘻
b. 不完全外瘻
c. 内瘻（ロストステント）

適応：膵管空腸吻合部に留置します。aの完全外瘻、bの不完全外瘻はチューブを膵管内に留置し、吻合部を通して腸管壁から体外へ出す外瘻、cのロストステントはチューブを膵管から腸管内に留置する内瘻です。aの完全外瘻はチューブごと膵管を結紮し、膵液を腸管へ流さず完全に体外に排出する方法です。bの不完全外瘻は膵管径より細いチューブを吻合部に留置することで隙間を作り、チューブと腸管内の両方へ排出させます。よってチューブが閉塞しても隙間から腸管内へ膵液が流れます。

cのロストステントはaの完全外瘻、bの不完全外瘻で用いられるチューブの先端を短くカットして、内瘻とします。上記3つの使い分けは各施設で異なります。

外瘻チューブ（誘導針以外を使用）

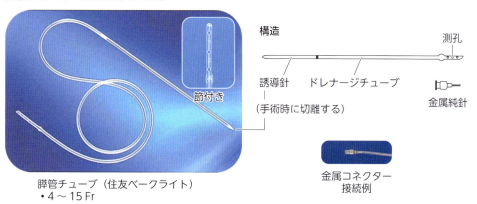

構造
測孔
誘導針　ドレナージチューブ　金属純針
（手術時に切離する）

膵管チューブ（住友ベークライト）
・4～15 Fr

金属コネクター接続例

内瘻チューブ（ロストステント）
・チューブをカットして使用

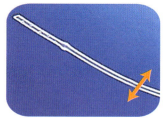

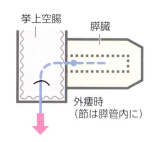

挙上空腸　膵臓
外瘻時（節は膵管内に）

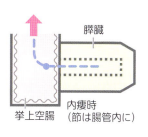

膵臓
挙上空腸　内瘻時（節は腸管内に）

図1 膵管チューブの種類

PPPD
［幽門輪（全胃）温存膵頭十二指腸切除術］

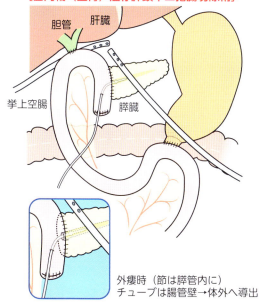

胆管　肝臓
挙上空腸　膵臓

外瘻時（節は膵管内に）
チューブは腸管壁→体外へ導出

SSPPD
（亜全胃温存膵頭十二指腸切除術）

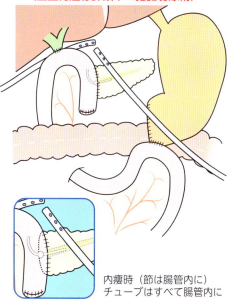

内瘻時（節は腸管内に）
チューブはすべて腸管内に

図2 膵管チューブの留置位置

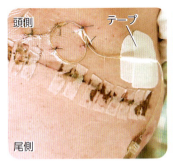
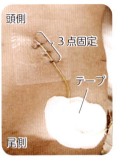
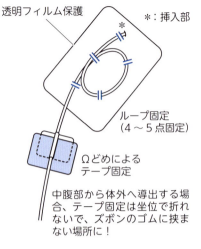
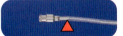
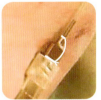

図3 膵管チューブの固定方法

利点：①吻合部からの膵液の漏れを減らす、②膵液の性状・量の判断が可能、③ロストステントの場合、抜去の必要がなく早期退院が可能。

欠点：①完全外瘻の場合、チューブが閉塞すると膵管内の圧が上昇し縫合不全を起こしやすい、②外瘻の場合、チューブを腸管壁と吸収糸で固定しているので、融解する3週間まで抜去ができず入院期間が長くなる、③ロストステントの場合、膵液の性状や量を確認できない、まれに脱落チューブが胆管空腸吻合部に迷入し胆管炎を起こす、尾側膵管に迷入し膵炎を起こす。

◆ **チューブの固定法**

膵管チューブの固定も経皮経肝胆道ドレナージ（percutaneous transhepatic biliary drainage：PTBD）と同様に、ナイロン糸で刺入部から3カ所皮膚に固定します。その後、チューブを固定テープにて「Ω（オメガ）どめ」で固定をして抜去防止とします（図3）。チューブが非常に細く軟らかいので体動で固定が緩みやすく、引っ張りに注意します。

管理上の注意点

◆ **刺入部の観察**

屈曲の有無、出血、疼痛、膵液の漏れ、発赤・びらんの有無、膿汁の付着に注意します。膵液は強いアルカリ性なので漏れると皮膚障害を生じて、皮膚びらんや強い痛みを伴うようになります。発赤の段階で適切な処置が必要です。そこに感染を起こすと膿汁が付着し、チューブ周囲に皮下膿瘍を形成する場合もあります。

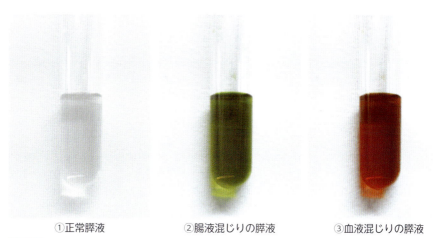

①正常膵液　②腸液混じりの膵液　③血液混じりの膵液

図4　排液の性状

◆ 固定部の観察と管理

　膵管チューブは他のチューブに比べ非常に細く、折れやすいので糸で固定している部位、固定テープで固定している部位に注意します。糸で結紮固定している部分も内腔が極端に細くなったりしていないかを観察してください。患者さんの体動、体位変換、排液バッグの重みなどで固定の緩み、外れが起きやすくなるので、固定テープが浮いている場合はこまめに貼り替えましょう。膵管チューブの端に金属コネクタを差し込んで排液バッグとつないでいる場合、金属部分が抜けていないかどうかチェックが必要です。金属の接続部はテープで覆い隠さないようにしましょう。

　固定後のチューブは、座位をとった際に折れたりしないか、腹帯の足側から出している場合にはズボンで挟まれたりしないか、注意してください。

◆ 排液の観察

　正常の膵液は無色透明（図4①）です。通常、術後24時間ぐらいからしだいに排出されてきて、その後は200〜400mL程度の安定した排液がみられます。しかし流れが悪くなると粘稠になり、白濁しタンパクのかたまりができて閉塞することがあります。閉塞した場合はミルキングをしたり、医師に報告しシリンジで吸引したり、不完全外瘻ならごく少量の生理食塩水で洗浄してもらいましょう。

　不完全外瘻の場合には、チューブ内に腸液が引き込まれることがあり、わずかに黄色や緑色の排液に変化します（図4②）。不完全外瘻では腸管蠕動により腸管内に脱落することがあり、その場合は完全に緑色調の腸液に変化し排液量も減少します。このような色調変化がある場合はドクターコールし、腹部X線写真で確認が必要です（図5、6）。

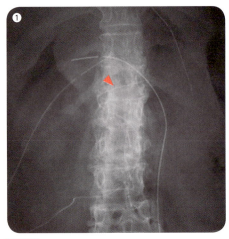
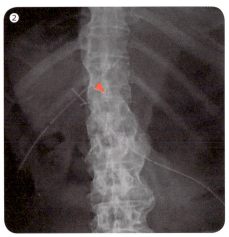

図5 膵管チューブ留置部のX線画像
①外瘻：膵管空腸吻合部から体外へチューブが出る
②内瘻（ロストステント）：吻合部から腸管内にとどまる

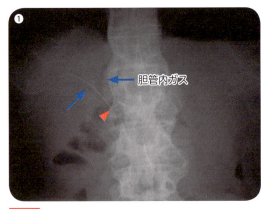
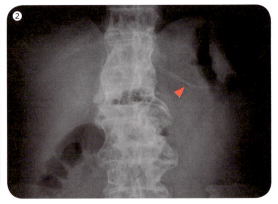

図6 ロストステントの迷入
①：胆管空腸吻合部から胆管内に→胆管炎発症に注意！
②：吻合部から尾側膵管内に→膵炎発症に注意！

　　　　　　　　術後早期に血性排液（図4③）となった場合には、吻合部出血の可能性が高く、血圧低下や100mL/時を超えるような場合、再手術が必要になることがあります。術後2週間前後で血性となった場合は、腹腔ドレーンが留置されている場合は同様の排液が生じていることが多く、仮性動脈瘤破裂に伴う腹腔内出血が考えられます。緊急を要するのですぐにドクターコールして、ショック状態に備えてください。

◆ **全身状態のモニタリング**
　　　外瘻により膵液が消化管に分泌されないと下痢や脂肪便となるため脱水が進む可

能性があり、血圧や脈拍の変動、尿量の増減、脱水症状の有無を注意深く観察してください。

膵瘻を発症した場合、軽度であれば全身状態は安定していますが、感染を併発すると、排液は減少し発熱、腹痛を生じることがあります。最も注意が必要なのは膵瘻から誘発される仮性動脈瘤の破裂です。通常破裂の前兆として腹腔ドレーンから少量の出血（予兆出血）が認められます。膵管チューブやドレーンから認めた場合、すぐに医師に報告が必要です。この時点で精査を行い、ショック状態になる前に血管造影で治療できる可能性があります。この状態を認めたら腹部症状、バイタルサインのチェックとともにショック状態に備えモニタ装着などの準備をしてください。

4 経鼻胃管の管理

兵庫医科大学 外科学 肝・胆・膵外科　麻野泰包　西田広志　藤元治朗
兵庫医科大学病院 看護部13階西病棟　藤吉亜美　伊垢離あゆみ　山本美妙子　森岡広美　清水直美

✴ 治療目的

①消化管の減圧・ドレナージ
②経口摂取不能時の栄養
③胃洗浄
④上部消化管出血時の出血の確認

　腸閉塞や、術後麻痺性に消化管の蠕動運動が低下した際に、鼻腔から胃内に留置して胃内や上部消化管内に貯留した体液を排出し嘔吐を予防したり、全身麻酔時や人工呼吸時に誤嚥を防ぐために胃内容を排出させたりする必要があります。胃内に消化液が多量に貯留すると嘔吐し、高齢者や術後嚥下反射が低下している状態では誤嚥性肺炎を併発することがあり、チューブを留置することで予防につながります。

　長期間経口摂取が困難な場合や腸管内に直接薬剤を注入したい場合には、経管栄養チューブとして用いられることもあります。

　また急性薬物中毒などで胃内を洗浄する際や、上部消化管出血が疑われる場合の出血の有無の確認のために留置されたりします。

✴ チューブの種類・固定方法

経鼻胃管のチューブの種類と留置方法を以下に示します（図1、2）。

◆ 治療法の種類

a. 二重管タイプ（減圧用）
b. 単管タイプ（経管栄養用）

　適応：aの二重管タイプはサンプ式といわれ胃内容の排出に用いられ、太い排液腔と細い空気腔の二重構造をしています。食道・胃切除後の減圧・ステント目的に留置されます。bの単管タイプは、主に経管栄養用に用いられることが多いチューブで、吸引を目的とはしません。

　利点：aの二重管タイプは①空気の通る通気用チューブ（枝管）があるため、吸引時に胃粘膜の吸着を防ぎ、粘膜損傷を起こしにくい、②素材がやや硬いため挿入しやすい、bの単管タイプは①aの二重管タイプに比べて細く軟らかいので長期

二重管タイプ	単管タイプ
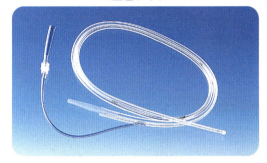	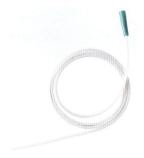
セイラム サンプ チューブ（日本コヴィディエン） ・10〜18 Fr. 通常、14 Fr. が多く用いられる	サフィード®胃管カテーテル（テルモ） ・12〜18 Fr.

チューブの断面図

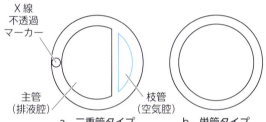

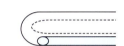
サンプチューブ：先端が丸くやや硬い

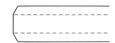
単孔チューブ：先端がフラットで軟らかい

図1 経鼻胃管の種類

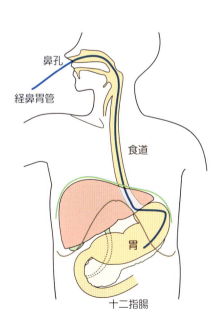

解剖学的特徴（門歯前歯からの距離）

食道胃接合部〜噴門部：40〜45 cm
幽門輪：70〜75 cm
十二指腸：80 cm

経鼻胃管：必要な長さ
　鼻の先（鼻尖）〜耳たぶ（耳垂）〜剣状突起
一般成人では45〜60 cm、平均55 cm挿入で胃内に！

食道・胃術後の減圧・ステント用に留置！
（▶：吻合部）

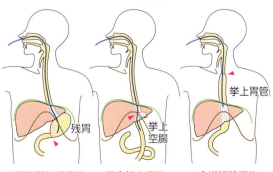

図2 経鼻胃管の留置経路

3章 治療用チューブの管理

消化器外科 NURSING 2017 春季増刊　87

間留置が可能、②先端構造がフラットで胃壁を傷付けにくい。

欠点：a の二重管タイプは硬いため違和感が強く長期留置に不向きで、腸管壁に当たったまま留置を続けると穿孔の恐れがある、b の単管タイプは軟らかくコシがないため挿入しにくい。

◆ **チューブの固定法**

チューブ挿入の長さは一般的に鼻尖→耳垂→剣状突起までの距離と同じといわれています。成人では約 55 cm で噴門部〜胃体上部まで挿入されます。

経鼻胃管チューブは鼻孔から出るため、鼻唇溝部（いわゆる鼻の下）、頬部、耳介の背側（耳の後ろ）を回して頸部と、3 カ所をテープで Ω（オメガ）どめ固定します。体外に出ている長さが短い場合は、鼻唇溝部と頬部の 2 カ所で固定します（図3）。鼻孔に直接固定すると、チューブが当たり皮膚びらんや圧迫壊死を起こす可能性があるので行いません。

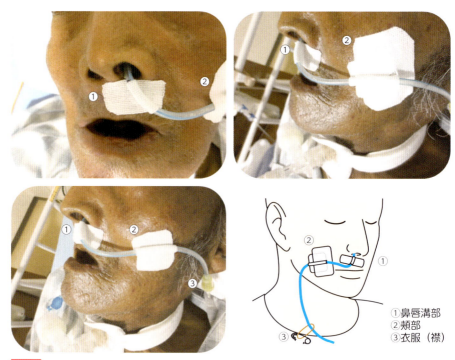

図3 経鼻胃管の固定方法（2 カ所固定の場合）

管理上の注意点

◆ 挿入部の観察

鼻孔の発赤、びらん、潰瘍形成の有無、屈曲の有無に注意します。

◆ 固定部の観察と管理

まず、顔面は皮脂が多く固定テープが剥がれやすいので貼付前には十分皮脂を除去し、男性の場合は髭を剃って固定してください。次に留置確認した固定の長さが変化してないか確認してください。経鼻胃管は皮膚に糸で縫って固定していないので、テープ固定の粘着力が低下すると少しずつ抜けることがあります。チューブにあるマーカーや固定位置の長さを確認しましょう（図4）。チューブ不快による嘔吐反射などで口腔内までたわんで抜けることがあり、咽頭不快や口腔内に異物感を感じている場合にはチューブが折れたり、自然に抜けたりしている可能性があり、患者さんの訴えに注意して必要に応じて口腔内を観察したり、医師にX線写真で確認してもらってください（図4）。

体外に出ている部分が長いので、折れ曲がりやねじれに注意が必要です。固定箇所が多いので屈曲には特に気を付けてください。耳介部の頭側を回して固定する際に、直接耳介に当たらないよう注意しないと鼻孔部と同じでチューブが直接皮膚に長期間当たり皮膚びらんや潰瘍を生じます。

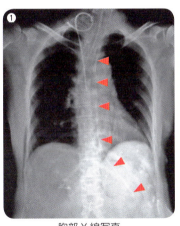
胸部X線写真

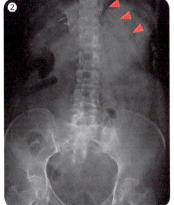
腹部X線写真

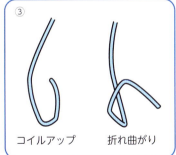
コイルアップ　折れ曲がり

図4 経鼻胃管留置部のX線画像

①胸部X線写真では撮影条件の関係でチューブがわかりづらいがまっすぐ食道から胃内へ挿入されている（デジタル処理をしている画像なので階調を変えて見えやすくしている）
②腹部X線写真ではチューブのマーカーラインがはっきり確認できるが途中にたわみがあるかは不明
③排液がなくなった場合、X線写真で上記のようなコイルアップ、折れ曲がりがないかを確認する

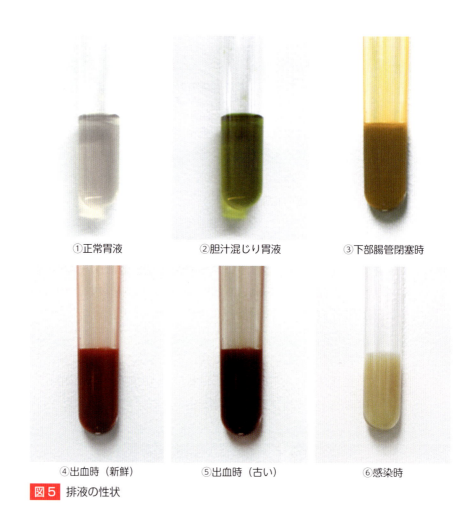

①正常胃液　②胆汁混じり胃液　③下部腸管閉塞時
④出血時（新鮮）　⑤出血時（古い）　⑥感染時

図5　排液の性状

◆ 排液の観察

　以下のように性状は変化します（図5）。
①無色透明：正常（胃液・唾液など）
②黄色〜緑色：上部消化管の腸液、胆汁
③黄土色（混濁・便臭）：下部消化管の腸液
④鮮紅色：新鮮な出血（今、出血が起こっている状態）
⑤茶褐色〜黒色：時間が経過した出血（今、出血がない状態）
⑥乳白色（混濁）：術後縫合不全などによる膿汁

　通常、胃内に留置された減圧チューブから排液される消化液は唾液と胃液です。両者とも無色透明で、唾液はほぼ中性ですが、胃液は強い酸性です。消化管の閉塞部位によっては排出される性状が異なり、幽門輪で閉塞している場合は無色透明〜やや白濁した胃液が中心ですが、十二指腸乳頭部よりも肛門側で閉塞している場合

には胆汁が混ざるため、緑色をしています。しかし下部消化管（大腸など）で閉塞している場合には便臭のする黄土色の混濁した排液がみられます。

　術後一過性の麻痺性腸閉塞の場合も、多くは胃液のみ、ときに胆汁が混ざった緑色の排液が出ます。

　膵頭十二指腸切除時の胃内容排泄遅延を併発した場合には、3週間を超える長期留置が必要になることもあり、1日500〜1,000mL程度の多量の排液が続くことがあります。しかし改善すると速やかに排液量が減少していきます。

　チューブから出血をきたす場合、消化性潰瘍からの出血や、食道胃静脈瘤の破裂、マロリーワイス症候群などが考えられます。排出量が100mL/時と多く、洗浄でも血性が薄くならない場合は緊急内視鏡などの処置が必要です。

　食道がんや胃がん術後に留置している場合は、出血に注意するのはもちろんですが、縫合不全を発症し、膿汁排液をみることもあります。その場合、間欠的持続吸引器を用いてドレナージする必要があります。

◆全身状態のモニタリング

　術後に留置されている場合、精神状態が不安定でせん妄を起こしやすく、チューブ自体による苦痛があるため、自己抜去のリスクが高くなります。特に食道がんや胃がん術後の場合では自己抜去した場合に再挿入が困難なことがあるので厳重な観察が必要です。

　腸閉塞や胃内容排泄遅延の場合、排液量が1,000〜2,000mLと多くなることがあり、容易に脱水に陥りやすく、高齢者の場合には腎不全に移行することもあり、多量の排液がある場合にはそれに応じた輸液が必要になります。よって脱水に伴う症状（皮膚や舌の乾燥、倦怠感、尿量低下、頻脈、血圧低下）や、電解質異常（低ナトリウム血症など）に注意が必要です。

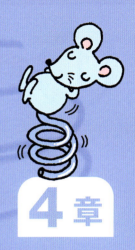

4章

術式別ドレーン管理とケア

① 食道切除術

がん研有明病院 消化器外科 峯 真司 山口俊晴

✱ はじめに

　食道がん手術は頸部、胸部、腹部の3領域に操作がまたがる侵襲の大きな手術です。近年では鏡視下手術や多職種による周術期管理チームの導入などにより、以前に比べて合併症も少なく安全に施行できるようになってきました。とはいえ、重篤な合併症が起きることもあり、周術期管理は変わらず非常に重要です。

✱ 切除範囲について

　胃切除術とは異なり、食道切除術では病変位置にかかわらずほぼ同じ範囲を切除します。通常は頸部食道を除く食道のほぼ全部と胃の上部を切除します。同時に食道周囲のリンパ節を切除しますが、これに手術時間を要します。特に右と左の反回神経沿いのリンパ節郭清は転移頻度が高く重要で、反回神経麻痺を起こさないように丁寧な操作が要求されます。

✱ ドレーン留置部位について

◆ 経鼻胃管

● 目的

　経鼻胃管の留置は、吻合のために挙上する胃（再建胃管といいます。経鼻胃管とは違います）内のドレナージがいちばんの目的です。再建胃管は出口に幽門があるため、唾液や胃液、逆流した十二指腸液が中にたまりやすくなります。胸腔内は腹腔内に比べて陰圧であることもその一因です。手術後にたまった再建胃管の内容物を嘔吐・誤嚥すると酸（胃酸）やアルカリ（十二指腸液）により重篤な肺障害を引き起こします。また経鼻胃管からの排液は、吻合部出血や再建胃管壊死のインフォメーションに有用なこともあります。

● 観察のポイント

　胸骨後再建に比べて、後縦隔再建や胸腔内吻合では経鼻胃管からの排液量が多い傾向にあります。排液がないのに嘔気・嘔吐がある場合にはチューブの屈曲・閉塞や、先端位置が適切でない可能性があります。手術直後に血性排液が多い場合には吻合部出血の可能性があり、緊急内視鏡による止血が必要である可能性があります。また手術翌日以降に黒っぽい、悪臭を伴うような排液がある場合には再建胃管壊死を疑います。

切除範囲とドレーン留置部位

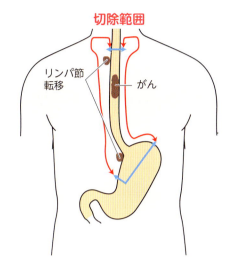

切除範囲

リンパ節転移　がん

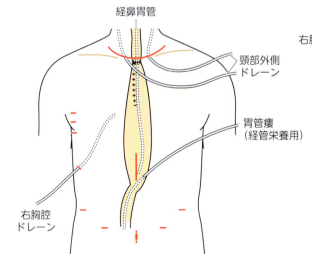

ドレーン留置部位

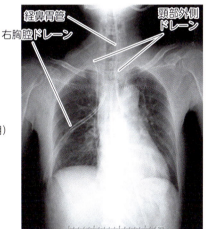

ドレーン留置後のX線写真

● 抜去時期

　術後2日目に排液量が200 mL/日以下であれば抜去します。それ以上出ている場合には200 mL以下になるまで留置を続けます。

◆ 右胸腔ドレーン

● 目的

　右胸腔ドレーンは手術直後は右胸水がたまりやすいため、その排液目的で留置し

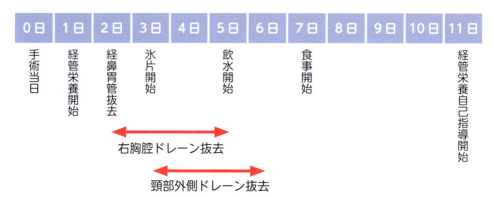

ます。それ以外に術後出血や乳び胸のインフォメーションに有用です。胸腔内吻合の場合はドレーン先端を吻合部近くに留置して縫合不全のインフォメーションとします。また手術中に肺を損傷している場合にはエアリークがありますので、気胸の治療という目的もあります。

●観察のポイント

　手術直後は血性胸水の量に注意します。出血が持続している場合には再手術を考慮します。また血性排液の場合、ドレーンが血液自体で閉塞する可能性もありますので、急に排液がなくなったときにも注意が必要です。ドレーンからの排液が白濁する場合には乳び胸の可能性があります。エアリークに関しては自然に止まることが多く、逆に高度のリークがある場合には原因検索が必要な場合があります。

●抜去時期

　エアリークがなく、排液が 200 mL/日以下であれば抜去します。

◆頸部外側ドレーン

●目的

　鎖骨上リンパ節郭清を行った場合、この郭清後のスペースにリンパ液がたまりやすく、このリンパ液をドレナージするためのドレーンです。右と左に 1 本ずつ入れます。手術直後の出血のインフォメーションにも有効です。通常は低圧持続の閉鎖式吸引ドレーンを留置します。

●観察のポイント

　手術当日は出血がないかが重要です。血性排液が急に減って頸部が腫脹してきた場合には血液によるドレーン閉塞を疑います。エアリークがある場合には、ド

観察ポイント一覧表

留置部位	経鼻胃管	右胸腔ドレーン	頸部外側ドレーン
留置期間	●2日	●2〜5日	●3〜6日
目的	●再建胃管のドレナージ	●出血のインフォメーション ●胸水のドレナージ ●エアリークの診断治療	●出血のインフォメーション ●リンパ液のドレナージ
排液の正常状態	●茶褐色〜褐色	●淡血性〜淡々血性	●淡血性〜淡々血性
排液の異常状態	●血性 ●量が多い	●出血量が多い ●白濁する、量が多い ●エアリークが止まらない	●血性、量が多い ●量が多い、白濁する ●空気が引ける
考えられるトラブル	●吻合部出血 ●再建胃管排出遅延	●術後出血 ●乳び胸 ●肺からのエアリーク	●術後出血 ●リンパ漏、乳び漏 ●肺からのエアリーク
異常時のドクターコールの目安	●血性排液：50 mL/時以上	●血性排液：100 mL/時以上	●血性排液：50 mL/時以上 ●白濁した場合、排液が200 mL/日以上の場合 ●エアリークを認める場合
異常時のナースの対応	●出血：ドクターコール	●出血：ドクターコール ●乳び胸：経管栄養ストップ ●エアリーク：高度の場合のみドクターコール	●出血：ドクターコール ●リンパ漏、乳び漏：経管栄養ストップ ●エアリークが止まらない：接続部やドレーン刺入部の確認、ドクターコール
抜去の目安	●排液：200 mL/日以下	●排液：200 mL/日以下	●排液：20 mL/日以下
抜去後の注意	●嘔気・嘔吐がある場合には再留置が必要なこともある	●抜去部からの排液が多い場合は縫合が必要なこともある	●頸部腫脹、感染徴候の有無

レーンの接続部も念のため確認します。手術翌日以降は1日の排液量は多くないかチェックします。乳びでなければ多くても経過観察します。

● **抜去時期**

排液が20 mL/日以下であれば抜去します。

② 胃切除術および胃全摘術

がん研有明病院　消化器外科　井田 智　峯 真司　山口 俊晴
いだ　さとし　みね　しんじ　やまぐち　としはる

✱ はじめに

　胃がんの手術は全身麻酔下に胃とその周囲のリンパ節を切除する治療法です。病気の場所や進行度により適切な術式を選択しますが、切除範囲の広い順に次のようなものがあります。胃全摘術、幽門側胃切除術、幽門保存胃切除術、噴門側胃切除術、胃局所切除術などです。また胃切除後の再建法にも複数の方法があります。

　近年では、早期胃がんを中心に腹腔鏡下手術を行うことが増えてきました。切除範囲やリンパ節郭清範囲などは開腹術でも腹腔鏡下手術でも特に変わりはありませんし、術後管理も大きくは変わりません。さらに、術後の観察するポイントは術式により多少異なりますが、ドレーン管理そのものに関しては、胃がん手術の場合は基本的には同じです。特に注意する点は、出血、膵液瘻、縫合不全です。

✱ 術式とドレーン留置部位および再建法

◆ 胃全摘術

　胃全摘術は胃上部に存在する胃がんに対して行われる術式です。切除範囲は、胃の全体と、食道・十二指腸の一部が含まれます。再建法は通常、ルーワイ法を行います。ドレーンは、ウインスロー孔（または膵上縁）から吻合部背側を通って左横隔膜下へ向かい留置するドレーンと、左横隔膜下へ直接留置するドレーンの計2本のドレーンを挿入することが多いです。胃大彎側にかかる胃がんでは脾臓を合併切除することもあります。その際もドレーンの位置は変わりませんが、膵体尾部・脾合併切除を行う場合には膵断端にもドレーンを追加することがあります。

◆ 幽門側胃切除術

　幽門側胃切除術は胃中部・胃下部の胃がんに対する術式で、胃の出口側3分の2を切除します。再建は主にルーワイ法またはビルロートⅠ法が行われます。ドレーンはウインスロー孔（または膵上縁）から吻合部背側を通り、左横隔膜下にドレーンを1本留置することが多いです。

◆ 幽門保存胃切除術

　胃中部に存在する早期胃がんに対してのみ行われる術式です。胃の出口にあたる幽門を残すため、幽門付近のリンパ節に転移がないと考えられる場合が対象となり

術式とドレーン留置部位

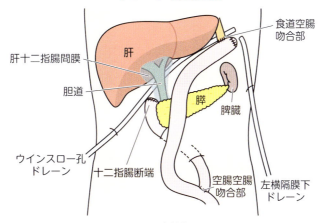

胃全摘術

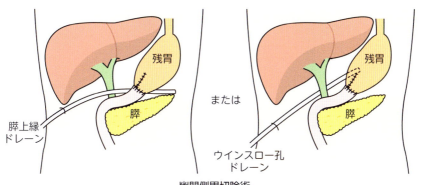

幽門側胃切除術

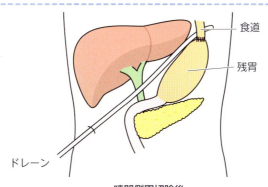

噴門側胃切除後
ドレーンは膵上縁～吻合部背側～左横隔膜下へ

ドレーン留置後のX線写真

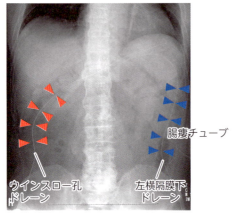

胃全摘術後

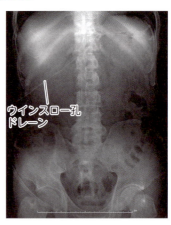

幽門側胃切除術後

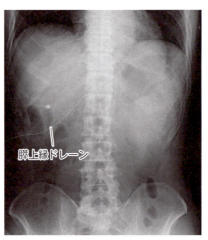

噴門側胃切除術後

ます。再建は胃胃吻合を行います。膵上縁から吻合部背側にドレーンを1本留置することが多いです。

◆ 噴門側胃切除術

　胃上部の早期胃がんに対して行うことがある術式です。胃の2分の1以上が残る術式です。再建にはさまざまな方法があり、施設により異なりますが食道残胃吻合法や空腸間置法、ダブルトラクト法などがあります。膵上縁にドレーンを1本入れることが多いです。

術式別再建法

胃全摘術
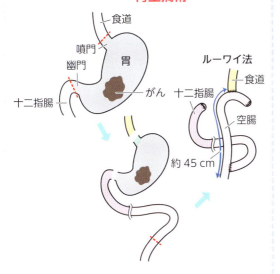

幽門側胃切除術
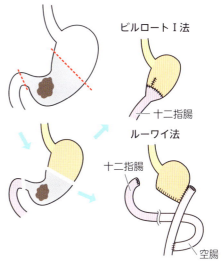

幽門保存胃切除術
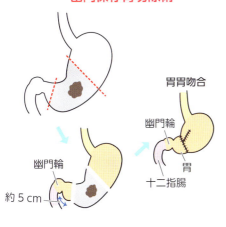

噴門側胃切除術
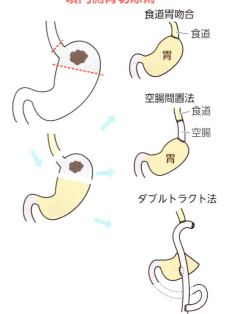

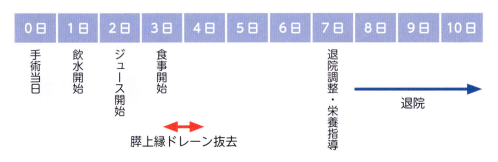

◆胃局所切除術

現在は、胃粘膜下腫瘍に対して行われる術式です。胃切除の範囲は少なく、基本的にドレーンは留置しません。

✻ ナースによるドレーン管理のポイント

◆経鼻胃管

当科では経鼻胃管は、基本的に全例、手術直後に抜去しています。これは、手術法の進歩により縫合不全の発生頻度が低下し安全に手術ができるようになった、そもそも経鼻胃管が縫合不全を予防できるか不明である、経鼻胃管が誤嚥性肺炎の発症を増加するという報告がある、などの理由からです。術後に留置する施設でも現在では術後1～2日で抜去することが多いと思われます。

経鼻胃管が入っている場合には、吻合部出血を早期に発見できる場合があります。手術直後に濃い血性排液が続く場合には吻合部出血を疑います。最近では胃がん手術の吻合はほとんどが器械吻合で行われており、この場合、ステイプルの間から出血を認めることはめずらしくありません。このような術後の吻合部出血は内視鏡にて止血することが必要です。

また通過障害により逆流、嘔気・嘔吐があるような場合には経鼻胃管が抜去できませんし、抜去後にそのような症状が出現した場合には再挿入が必要なことがあります。胃酸や胆汁を嘔吐・誤嚥するとその酸やアルカリのために強い肺障害を引き起こしうるので注意が必要です。

✻ ドレーンの役割

ドレーンを留置する目的は主に情報ドレーン、予防的ドレーン、治療的ドレーン

観察ポイント一覧表

留置部位		膵上縁ドレーン、ウインスロー孔ドレーン、左横隔膜下ドレーン
留置期間		●3〜4日
目的		●術後出血、膵液漏、縫合不全の情報ドレナージ ●腹腔内滲出液の予防的ドレナージ
排液の正常状態		●薄い血性（術直後）→漿液性（淡黄色）
排液の異常状態		●血性 ●消化液様（茶褐色、緑色） ●暗赤色（ワインレッド） ●混濁、黄色 ●乳白色
考えられる合併症		●術後出血 ●縫合不全 ●膵液瘻 ●腹腔内膿瘍 ●乳び
異常時の ドクターコール の目安	緊急連絡	●活動性の出血と判断されるとき（濃い血性、100 mL/時以上が目安）
	速やかに 連絡	●上記ドレーン排液性状異常 ●ドレーン固定不良による位置異常
異常時のナースの 対応		●バイタルサインのチェック、ドレーンの性状を医師に報告する
抜去の目安		●食事開始 ●採血、ドレーン生化学検査異常なし ●排液性状異常なし ●排液量：200 mL/日以下
抜去後の注意		●発熱、腹痛の出現 ●抜去部からの腹水漏出

4章 術式別ドレーン管理とケア

があります。情報ドレーンは出血や術後合併症の早期発見のために、予防的ドレーンは感染やリンパ液貯留防止のため、治療的ドレーンは血液や膿、消化液などの除去のために留置します。胃切除後に関しては、情報ドレーンと予防的ドレーンとしてドレーンを留置します。留置する場所には膵上縁、ウインスロー孔、左横隔膜下、膵断端があります。膵断端は前述したように、膵を合併切除した場合だけで

消化器外科 NURSING 2017 春季増刊　**103**

すので、通常は膵上縁、ウインスロー孔、左横隔膜下の３カ所です。食道に浸潤するような大きな胃がんに対して手術を行う場合には、吻合部が縦隔の中になるため、縦隔ドレーンや胸腔ドレーンを留置することもあります。

膵上縁ドレーン、ウインスロー孔ドレーン、左横隔膜下ドレーンはほぼ同じような目的で留置します。大きくは①膵液瘻の診断・治療のため、②縫合不全の診断・治療のため、③術後出血の診断のためです。

●膵液瘻

胃がん手術では転移頻度が高い、膵上縁や幽門下のリンパ節郭清が重要とされています。この操作時の膵臓への熱損傷や牽引による障害などにより、本来、十二指腸に流入する膵液が膵臓の外に漏れ出てきます。これが膵液瘻です。膵液は糖質、タンパク質や脂肪の分解酵素です。この膵液に細菌感染や消化液が混入した場合にタンパク分解酵素が活性化します。これにより膿瘍を形成し、発熱や炎症反応上昇の原因となります。もう一つの大きな合併症として、この膵液が血管壁を破壊し、太い血管（肝動脈や脾動脈など）に仮性動脈瘤を作り、これが破裂し大出血につながることがあります。

術後早期（１〜３日目）に膵液瘻がある場合にはドレーンからの排液が暗赤色（ワインレッドと称することが多い）になることが特徴的です。現在ではドレーン排液のアミラーゼ値を測定し、4,000 IU/L 以上を一つの目安として膵液瘻と判定しています。逆に術後後期（１週間後以降）では膵液瘻の排液は粘稠で、薄い茶色の汚い液となることがあります。このような場合にはアミラーゼ値が低くなることもあるので注意が必要です。

仮性動脈瘤の破裂に関して、前日にまず少量の出血が起きて、その翌日に大出血になることがあります。したがって、膵液瘻のドレーン管理をしているときに少量でも血液の混入を認めた場合には、緊急で造影 CT 検査を行い仮性動脈瘤の有無の確認する必要がありますので、医師に連絡することが重要です。

●縫合不全

近年では縫合不全の頻度は減ってきましたが、０にはなりません。また必ずしもドレーンから縫合不全による消化液が排液されるわけではないので、ドレーン排液がきれいだといっても否定はできない合併症です。

吻合部は術式により異なります。食道空腸または食道残胃吻合（胃全摘術、噴門側胃切除術）、残胃十二指腸または残胃空腸吻合（幽門側胃切除術）、胃胃吻合（幽門保存胃切除術）、十二指腸断端（ルーワイ再建）、空腸空腸吻合（ルーワイ再建）の吻合があります。このなかで縫合不全が比較的起こりやすい吻合は食道空腸吻合、残胃十二指腸吻合、十二指腸断端です。逆に空腸空腸吻合、残胃空腸吻合、食

道残胃吻合、胃胃吻合での縫合不全はまれです。

　術後早期（1～3日目）にドレーンから消化液の排液がある場合には、縫合不全は明らかです。このときはどちらかというと吻合そのものに問題がある場合が多いです。術後4日目以降ではドレーンからの排液が、最初は少し混濁し、徐々に消化液様（胆汁混じりのために茶褐色になることが多い）になっていきます。食事開始後に発熱を認め、ドレーンが混濁した場合には、縫合不全を疑います。

　前述したように、縫合不全があっても小範囲の場合や（マイナーリーク）、ドレーンが適切な位置に入っていない場合にはドレーン排液の性状は変化しない、ということには注意が必要です。

● 出血

　通常は帰室直後から翌日くらいまでに起こります。濃い血性排液が 100 mL/時以上続く場合には速やかに処置（輸血や再手術による止血術）を行う必要がありますので、医師に連絡をとり、血圧の変動に注意し採血を行い、迅速な対応が必要となります。

　術後1週間以上経過し、膵液瘻に起因する仮性動脈瘤の破裂の場合は前述したとおりです。

◆ ドレーン管理のポイント

● 名称、留置位置の確認

　留置部位の名称とどこからどのように留置されているか確認します。またX線にてドレーン位置を確認することができますので、先端の位置がずれていないかなどドレーンを管理するうえで役に立ちます。

● 排液の性状・量の確認

　排液の色、透明度、においなどの性状と1日量や1時間当たりの量などを確認します。胃切除直後は薄い血性ですが、時間とともに血性は減じ、1日後には漿液性になるのが通常です。前述したような性状の変化を細かく察知し、迅速に対応することが必要です。

● 固定状態の確認

　ドレーンが適切に固定されていないと、ドレナージがうまくいかなかったり、チューブが抜けてしまう可能性があります。ドレーンが屈曲・閉塞していないか、固定の縫合糸やテープが外れていないか、排液バッグが外れていないかなどを確認します。ドレーン閉塞を予防するために、ミルキングも重要です。

● 皮膚の状態の確認

　ドレーンを固定しているフィルムドレッシング材や固定のテープにより皮膚炎を起こす場合があります。その場合は粘着テープの種類を変えたり、皮膚被膜剤を使

用したりします。

◆ 抜去時期

　術後3日目の採血にて炎症所見が改善傾向にあり、ドレーン排液のアミラーゼ値が高値でないこと、ドレーン排液の性状が漿液性で200 mL/日以下であれば、抜去します。全身状態などにより、この時期までに食事が再開できていない場合には、抜去時期を遅らせます。

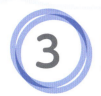

③ 肝切除術
（胆道再建を伴わないもの）

杏林大学病院　消化器・一般外科　金　翔哲（きむ さんちょる）　鈴木　裕（すずき ゆたか）　松木亮太（まつき りょうた）　小暮正晴（こぐれ まさはる）
横山政明（よこやま まさあき）　中里徹矢（なかざと てつや）　杉山政則（すぎやま まさのり）

✳ はじめに

　肝切除時に術後経過を左右する因子として、肝切離面からの出血・胆汁漏出があります。これらの合併症の診断や治療にドレーン管理は重要となってきます。
　本稿では肝切除時に留置するドレーンの実際と管理のポイント、問題発生時の対処法を概説します。

✳ 切除範囲について

　一言で肝切除といっても、部分切除から右肝切除・左肝切除といった系統的切除、さらには胆道再建を伴う拡大肝切除まで多岐にわたります。後者については次項にゆずり、本稿では胆道再建を伴わない肝切除（特に系統的切除）について述べます。

◆ 腫瘍・肝臓自体の情報

　術式を決定するのに必要な情報として、腫瘍自体の情報と肝臓自体の情報の２つが必要になってきます。
　腫瘍自体の情報として、腫瘍の種類（良性 or 悪性、原発性 or 転移性）、大きさ、個数、腫瘍が存在する領域が挙げられます。肝臓自体の情報としては、肝予備能があります。切除前の肝機能を評価し、どこまでの切除に耐えうるのかを判断します。詳細は成書を参考にしていただきたいですが、大まかな流れとして、悪性で切除可能ならば手術適応であり、さらに肝予備能によって切除範囲を決定します。

◆ 原発性悪性腫瘍（肝細胞がん）

　原発性悪性腫瘍（特に肝細胞がん）では血行性に肝内転移をするので、肝予備能が許せば系統的切除が第一選択となりますが、特に肝細胞がんの場合、背景肝に異常があり系統的切除ができない場合があり、そのときには部分切除を含めた縮小手術が選択されることもあります。

◆ 転移性肝腫瘍

　転移性肝腫瘍では、経門脈性の肝内転移は起こさないので系統的切除は必要なく部分切除が基本となります。ただ、同葉内に多発する病変、一葉にわたる巨大な腫

瘍や脈管に接する場合などは系統的切除が施行される場合もあります。

✳ ドレーン留置部位について

　　肝切除の合併症の特徴として、肝離断や胆管処理による胆汁漏出、それに起因した感染・出血、併存する慢性肝疾患に起因する易出血性・易感染性・遷延性腹水、術後肝不全などが挙げられます。これら合併症のモニタリングと合併症出現時の治療としてドレーンが留置されていますので、留置する部位も必然的に決まってきます。

◆ 留置部位

　　肝離断面からの出血や胆汁漏の有無をモニタリングするために離断面にドレーンを 1 本留置します。また、腹腔内に生じた滲出液を体外に排出し感染を予防するために、解剖学的に液体貯留しやすい部位にもドレーンをもう 1 本留置し、腹水をドレナージします。つまり、右肝切除の場合は肝離断面と右横隔膜下にドレーンを留置することが多く（図 1）、左肝切除の場合は肝離断面とウインスロー孔にドレーンを留置することが多いです（図 2）。

◆ 留置をしない例

　　なお、最近ではドレーンの逆行性感染の問題があるため、以下の条件を満たす場合は必ずしもドレーンを留置しないこともあります。背景肝が正常肝であったり、術中所見でグリソン鞘の露出がなく、切除範囲も小範囲の場合です。このような場合は術後出血や胆汁漏といった合併症の発生が少ないためドレーンは留置しないこともあります。

◆ 胆汁リークテスト

　　さらに、術中に肝離断面などからの胆汁漏の有無を確認するために、胆汁リークテストを施行するときもあります。具体的には、胆嚢管断端から総胆管内に細いカテーテルを挿入したり、総胆管に細い穿刺針を留置し色素を注入します。すると肝離断面からの色素漏出の有無がわかり、漏出を認めるときは漏出部位も同定でき、同部位の胆汁漏出を防止する処置を加えます。

✳ 術後の経過表

◆ 抜去時期

　　まず、留置したドレーンは情報ドレーンとして重要な役割を果たします。特に術後合併症である術後出血と胆汁漏出を早期診断するために必要です。

　　肝切除を施行するような患者背景には、併存する慢性肝疾患の影響で肝硬変をきたしていることも多く、その場合、血小板減少や凝固能異常に伴い易出血性であ

ドレーン留置部位

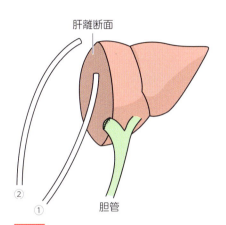
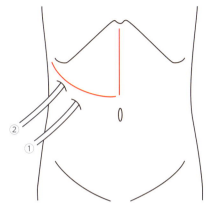

図1 右肝切除時

①肝離断面ドレーン
②右横隔膜下ドレーン

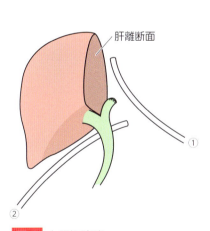
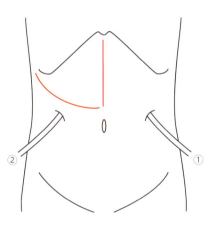

図2 左肝切除時

①肝離断面ドレーン
②ウインスロー孔ドレーン

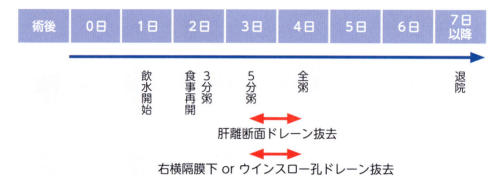

肝切除術後の経過

り、後出血に注意が必要です。また肝離断面の微小胆管から腹腔内に胆汁が漏出することがあり、これを胆汁漏といい、腹膜炎や腹腔内膿瘍の原因となりえます。

　肝切除後のドレーン管理はこれら合併症の有無をモニタリングする情報ドレーンとしての役割が中心となるので、術後出血や胆汁漏がなく、感染徴候もなければ術後4日までに抜去する施設が多いです。当院では発熱がなく、白血球数、CRP高値の遷延または再上昇もなく、かつドレーン排液性状が淡血性・漿液性であれば、多少排液量が多くても術後3〜4日目に抜去しています。長期ドレーン留置は逆行性の腹腔内感染のリスクとなるためです。

✳ 観察ポイント

　肝切除後の合併症で重要なものは術後出血と胆汁漏出なので、これらについて説明します。

◆ 術後出血

　術後出血（図3）は術直後〜翌日に起こることが多く、この間のドレーン排液の性状変化には術後出血を念頭に置いて観察することが重要となってきます。正常な術後のドレーン排液の変化では、淡血性であったものが時間経過とともに淡黄色に変化していきます。しかし、帰室時には淡血性であったものが血性に変化してきたら術後出血をきたしている可能性があり要注意です。血性変化を認めたら排液量とバイタルサインを確認し医師に報告しましょう。排液量（100 mL/時以上）とバイタルサイン（意識レベル・血圧低下、頻脈、尿量減少など）、著明な貧血の進行次第では緊急手術になる可能性もあります。動脈性出血の場合は血管造影が選択さ

観察ポイント一覧表

留置部位	肝切離面	右横隔膜下 or ウインスロー孔
留置期間	●3〜4日	●3〜4日
目的	●出血・胆汁漏などのモニタリング	●腹水ドレナージ、感染予防
排液の正常状態	●淡血性	●淡血性
排液の異常状態	●性状：血性、胆汁性（血性／胆汁性）●量：多い、排液がない	●性状：血性、胆汁性、膿性（血性／胆汁性）●量：多い、排液がない
考えられるトラブル	●出血、胆汁漏、肝不全による腹水増悪、チューブトラブル（屈曲、接続抜け）	●出血、胆汁漏、腹腔内膿瘍、肝不全による腹水増悪、チューブトラブル（屈曲、接続抜け）
異常時のドクターコールの目安	●活動性出血が疑われるとき ●胆汁漏が疑われるとき	●活動性出血が疑われるとき ●胆汁漏が疑われるとき ●腹腔内膿瘍が疑われるとき
異常時のナースの対応	●チューブ確認 ●バイタルサイン確認後にドクターコール	●チューブ確認 ●バイタルサイン確認後にドクターコール
抜去の目安	●発熱なし ●炎症反応上昇なし ●排液性状異常なし	●発熱なし ●炎症反応上昇なし ●排液性状異常なし
抜去後の注意	●発熱・腹痛などの腹腔内感染	●発熱・腹痛などの腹腔内感染

れることもあります。

◆ 胆汁漏

　術直後は軽度の胆汁漏（図4）が認められる症例がときどきありますが、その多くは3〜4日後までに自然と消失します。胆汁漏が多量だったり遷延する場合は

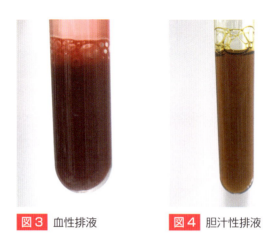

図3 血性排液　　　図4 胆汁性排液

注意が必要です。性状変化として淡血性・淡黄色から茶色・緑色調で粘稠度が高くなってきたら胆汁漏を疑います。医師に報告するとともに、バイタルサインと腹部所見をとることが重要です。腹痛があった場合、右上腹部に限局しているのか、それとも腹部全体に広がっているのかでも治療方針が異なるためです。バイタルサインが安定していて、腹部所見も限局性で、ドレーンが有効な場合はそのままドレーンを留置し、胆汁を腹腔外に排出することが治療となります。適宜ドレーン造影しドレーンを入れ替えたりします。それ以外の場合は内視鏡治療（ERCPまたは胆道減圧）、経皮的に超音波もしくはCTガイド下ドレナージや手術的に腹腔内ドレナージを行うことがあります。

●参考文献
1）幕内雅俊ほか. 肝臓外科の要点と盲点. 第2版. 東京, 文光堂, 2006, 454p.
2）藪下泰宏ほか. 肝切除後の予防的ドレーン管理. 日本外科感染症学会雑誌. 10(4), 2013, 409-14.
3）高野公徳ほか. 肝切除術後のドレーン管理. 臨床外科. 67(3), 2012, 348-53.
4）日本肝臓学会編. 科学的根拠に基づく肝癌診療ガイドライン. 2013年版. 東京, 金原出版, 2013, 73-110.

4 胆道切除術

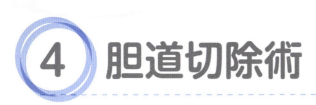

杏林大学病院 消化器・一般外科　金 翔哲（きむ さんちょる）　鈴木 裕（すずき ゆたか）　松木 亮太（まつき りょうた）　小暮 正晴（こぐれ まさはる）
横山 政明（よこやま まさあき）　中里 徹矢（なかざと てつや）　杉山 政則（すぎやま まさのり）

✻ はじめに

　胆道切除時に注意すべき項目として、肝切除時と同様の肝離断面からの出血・胆汁漏と、胆道再建時の縫合不全があります。これら合併症の診断や治療に効果的なドレーン管理が必要となってきます。
　本稿では胆道切除時に留置するドレーンの実際と管理のポイント、問題発生時の対処法を概説します。

✻ 切除範囲について

　本稿では胆道切除、特に胆嚢摘出術と胆道再建を伴う肝切除について述べます。

◆胆嚢摘出術に関して

　胆石症、胆嚢炎、胆嚢ポリープ、胆嚢腺筋腫症、早期胆嚢がんなどが手術適応となります。基本的に良性疾患と早期がんであるためリンパ節郭清の必要はなく、胆嚢管を閉鎖切離（結紮切離 or クリップ切離）し胆嚢を摘出します。

◆胆道再建を伴う肝切除術に関して

　一部の進行胆嚢がんと肝門部胆管がんが適応で、肝予備能が許すならば、胆道再建を伴う肝切除術（右 or 左葉切除＋尾状葉切除＋肝外肝管切除空腸吻合）が選択されることが多いです。
　理由として、まず進行胆嚢がんの場合はリンパ節転移と肝内への直接浸潤を考慮しなければならないため、胆嚢摘出だけでなく、肝十二指腸靱帯内のリンパ節郭清と、十分なマージンを確保するための肝切除が必要となってきます。
　また、胆嚢管から肝外胆管にまで浸潤したような一部の進行胆嚢がんは胆道再建を伴う肝切除術が適応となり、胆嚢は解剖学的に右肝管に近接しているため侵されやすく、右葉切除が選択されることが多いです。
　肝門部胆管がんでも肝十二指腸靱帯内のリンパ節郭清と胆管の十分なマージンを確保するために、胆道再建を伴う肝切除術が適応となります。詳細は成書を参考にしていただきたいのですが、解剖学的理由（肝動脈の走行、肝管の距離、尾状葉の位置など）から、肝門部胆管がんでも右葉切除が選択されることが多いです。左肝管優位な肝門部胆管がんの場合は左葉切除が選択されます。

切除範囲とドレーン留置部位

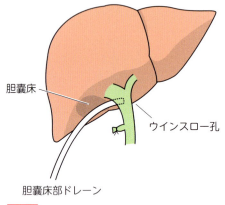
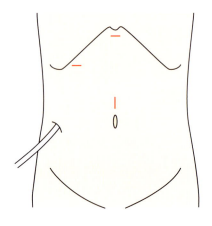

図1 胆嚢摘出時

胆嚢床
ウインスロー孔
胆嚢床部ドレーン

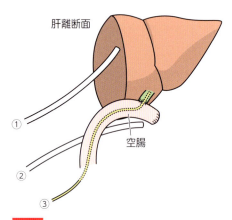
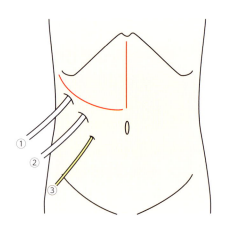

図2 右葉切除＋尾状葉切除＋肝外胆管切除時

肝離断面
空腸

①肝離断面ドレーン
②ウインスロー孔ドレーン
③胆管ドレナージチューブ

＊ドレーン留置部位について

◆胆嚢摘出術後

　　　胆嚢摘出術後には胆嚢管断端、胆嚢床（胆嚢が肝臓に付着していた部分）から胆汁漏出や出血が起こりえますが、その頻度は非常に低いためドレーンを留置しないケースが増えてきました。ただ、術中操作で胆嚢壁が損傷し腹腔内に胆汁や胆石が

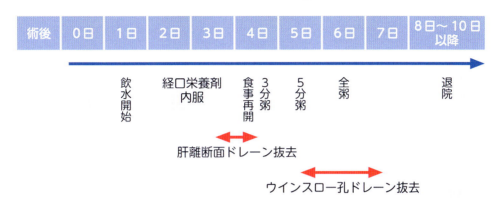

曝露された場合や、胆嚢管の処理に不安がある場合、胆嚢床からの出血や胆汁漏出が危惧される場合に、ドレーンをウインスロー孔～胆嚢床に留置しておきます（図1）。

◆胆道再建を伴う肝切除術後

　胆道再建を伴う肝切除術（ここでは右葉切除＋尾状葉切除＋肝外肝管切除空腸吻合について述べます）後は、肝離断面からの出血・胆汁漏出や胆管空腸吻合部からの胆汁漏出が起こりえます。したがって、肝離断面からの出血や胆汁漏出の有無をモニタリングするため肝離断面にドレーンを1本留置し、また、解剖学的に液体貯留しやすく胆管空腸吻合部の合併症の有無も早期診断できるウインスロー孔（吻合部の背側に位置する）にもドレーンを留置します。また、胆道と消化管を吻合するため、吻合部の減圧と狭窄予防のため胆管ドレナージチューブを留置することが多いです（図2）。

　胆管ドレナージチューブに関しては本稿では述べませんので成書を参考にしてください。なお、このチューブから色素を注入し、吻合部・肝離断面の胆汁漏出のリークテストを施行する場合もあります。

✳ 術後の経過表

　肝切除時と同様に、術後出血と胆汁漏の有無が術後経過を左右するので、情報ドレーンとしての役割に重きを置いています。肝切除を施行するような患者背景には、血小板減少や凝固能異常に伴う易出血性があり、術後出血に注意が必要です。また肝離断面からの胆汁漏出も重要で腹腔内膿瘍の原因となります。さらに胆道再建を

観察ポイント一覧表

留置部位	肝離断面	ウインスロー孔
留置期間	●3〜4日	●5〜7日
目的	●出血・胆汁漏などのモニタリング	●縫合不全のモニタリング、腹水ドレナージ、膿瘍形成予防
排液の正常状態	●淡血性	●淡血性
排液の異常状態	●性状：血性、胆汁性 血性　胆汁性 ●量：多い、排液がない	●性状：血性、胆汁性、膿性 血性　胆汁性 ●量：多い、排液がない
考えられるトラブル	●出血、胆汁漏、肝不全による腹水増悪、チューブトラブル（屈曲、接続抜け）	●出血、縫合不全、胆汁漏、腹腔内膿瘍、肝不全による腹水増悪、チューブトラブル（屈曲、接続抜け）
異常時のドクターコールの目安	●活動性出血が疑われるとき ●胆汁漏が疑われるとき	●活動性出血が疑われるとき ●胆汁漏・縫合不全が疑われるとき ●腹腔内膿瘍が疑われるとき
異常時のナースの対応	●チューブ確認 ●バイタルサイン確認後にドクターコール	●チューブ確認 ●バイタルサイン確認後にドクターコール
抜去の目安	●発熱なし ●炎症反応上昇なし ●排液性状異常なし	●発熱なし ●炎症反応上昇なし ●排液性状異常なし
抜去後の注意	●発熱・腹痛などの腹腔内感染	●発熱・腹痛などの腹腔内感染

　伴う場合は胆管と消化管を吻合しているため縫合不全にも注意しなければなりません。
　胆嚢摘出術後のドレーンは術後1日目に出血・胆汁漏がなければ抜去します。肝切除胆道再建例では、術直後に一過性の胆汁漏が認められることもありますが、ほ

とんどの症例で術後3〜4日目には停止するので、肝離断面ドレーンに関しては肝切除時と同様で、術後出血や胆汁漏出を認めなければ術後3〜4日目に抜去します。胆道再建部近傍のウインスロー孔ドレーンは順調にいけば術後5〜7日で抜去します。縫合不全をきたしやすい時期は術後3〜5日なので、経口摂取再開後でこの時期を過ぎても排液性状に問題なければ抜去するという考えです。

✴ 観察ポイント一覧表

　胆道再建を伴う肝切除術の場合、術後出血・胆汁漏出に加え、胆管ー消化管吻合部の縫合不全の有無が術後経過に大きな影響を与えてきます。これらのポイントについて説明します。

◆ 術後出血

　術後出血（図3）は術直後から翌日に多く、この間のドレーン排液の性状変化には術後出血を念頭に置いて観察することが重要となってきます。正常な術後のドレーン排液の変化では、淡血性であったものが時間経過とともに淡黄色に変化していきますが、帰室時に淡血性であったものが血性に変化してきたら術後出血をきたしている可能性があり要注意です。血性変化を認めたら量とバイタルサインを確認し医師に報告しましょう。排液量（100mL/時以上）とバイタルサイン（意識レベル・血圧低下、頻脈、尿量減少など）、貧血の進行度次第では緊急手術になる可能性もあります。動脈性出血の場合は血管造影が選択されることもあります。

◆ 胆汁漏

　胆汁漏（図4）の発生は術直後から3〜4日後まで注意が必要です。性状変化として淡血性・淡黄色から茶色・緑色調で粘稠度が高くなってきたら胆汁漏を疑います。また、縫合不全も考慮しなければならず、術後3〜5日にきたしやすく、

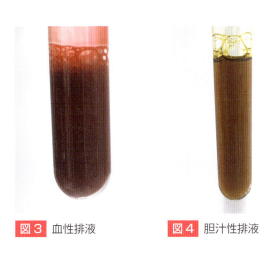

図3　血性排液　　図4　胆汁性排液

褐色～茶色緑色調の排液を認めます。医師に報告するとともに、バイタルサインと腹部所見をとることが重要です。腹痛の有無で治療方針が左右されうるためです。ドレーン管理が主たる治療になるのか、内視鏡治療（ERCP または胆道減圧）、経皮的に超音波もしくは CT ガイド下ドレナージや緊急手術（洗浄ドレナージ術）が必要なのかの判断となります。

参考文献

1）幕内雅敏ほか. 肝臓外科の要点と盲点. 第2版. 東京, 文光堂, 2006, 454p.
2）藪下泰宏ほか. 肝切除後の予防的ドレーン管理. 日本外科感染症学会雑誌. 10(4), 2013, 409-14.
3）高野公徳ほか. 肝切除後のドレーン管理. 臨床外科. 67(3), 2012, 348-53.
4）高屋敷吏ほか. 胆嚢摘出術・胆道手術後のドレーン管理. 臨床外科. 67(3), 2012, 354-7.
5）日本肝胆膵外科学会胆道癌診療ガイドライン作成委員会編. エビデンスに基づいた胆道癌診療ガイドライン. 改訂第2版. 東京, 医学図書出版, 2014, 72-101.

5 膵頭十二指腸切除術

金沢大学 消化器・腫瘍・再生外科学 牧野 勇
まきの いさむ

✲ はじめに

　膵頭十二指腸切除術は、膵頭部領域（膵頭部、下部胆管、十二指腸など）の疾患に対して行われ、膵頭部がんや中下部胆管がん、十二指腸乳頭部がんなどのがんや、膵管内乳頭粘液性腫瘍（IPMN）、神経内分泌腫瘍（NET）などの悪性化する可能性のある腫瘍が対象となることが多い術式です。また、膵、十二指腸、胆管、胆嚢といった複数の臓器を摘出し、膵、胆道、消化管の再建を要する複雑で難易度の高い術式といえます。複数の吻合を要することから、手術時には複数のドレーンが留置される場合が多いうえ、ときに腹腔内出血や腹腔内膿瘍といった重篤な合併症をきたすことから、術後のドレーン管理はきわめて重要となります。

　膵頭十二指腸切除術におけるドレーンの留置方法や留置本数は施設によっても多少異なりますが、本稿では、当施設で行っているドレーンの留置・管理法について解説します。

✲ 留置部位

　膵頭十二指腸切除術の際には、膵・消化管再建（主に膵空腸吻合または胃膵吻合）、胆道再建（胆管空腸吻合）、消化管再建が行われます。本稿では、当施設で主に行っている、幽門輪温存膵頭十二指腸切除術の切除範囲と再建図、ドレーン留置部位を図示します。当施設では、膵・消化管再建は膵空腸吻合で行っています。通常、ドレーンは、膵消化管吻合部と胆管空腸吻合部に留置されます。さらに、膵消化管吻合部や胆管空腸吻合部には、吻合部を橋渡しするように細径のステントチューブが留置される場合が多いです。

✲ 留置する目的

◆ 腹腔内ドレーン

　ドレーンを留置する目的は、出血や縫合不全（膵液、胆汁や消化液の漏出）の有無をチェックすることと、膵液瘻や胆汁漏が発生した場合の排液（ドレナージ）に用いることです。

　膵頭十二指腸切除術後の膵液瘻や胆汁漏は、細菌感染を合併することが多く、ドレナージが不良であった場合、二次的な腹腔内膿瘍から敗血症をきたし重篤化することがあります。また、膵液が消化酵素活性を有しているという性質から、膵液瘻

切除範囲とドレーン留置部位

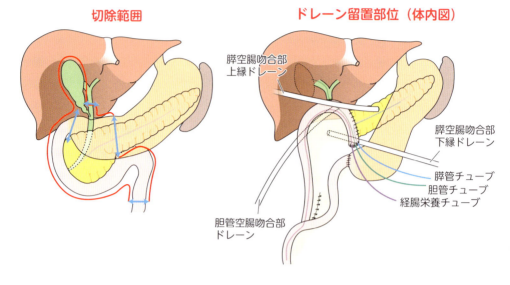
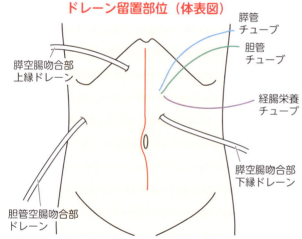
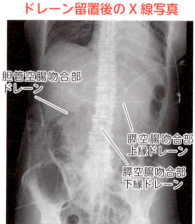

が発生しドレナージが不良であった場合、腹腔内に貯留した膵液が活性化することで腹腔内の動脈壁の破綻を招き、仮性動脈瘤の形成に続いて、腹腔内出血をきたすことがあります。腹腔内出血は、出血性ショックや引き続く多臓器不全につながり、ときに致命的となるきわめて重篤な合併症といえます。

◆吻合部ステントチューブ

　膵消化管吻合部や胆管空腸吻合部にステントチューブを留置する目的は、吻合部を通過する液体（膵液や胆汁）を体外に排出することで吻合部への負担を軽減し（減

ドレーン排液の色

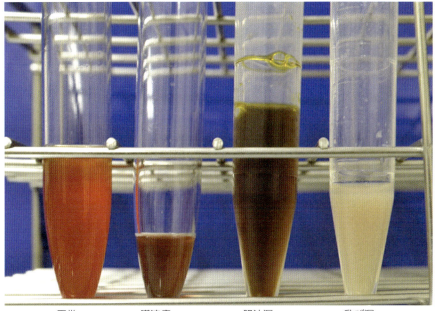

正常　　　　膵液瘻　　　　胆汁漏　　　　乳び漏
（淡血性）　（ワインレッド）（茶色）　　　（乳白色）

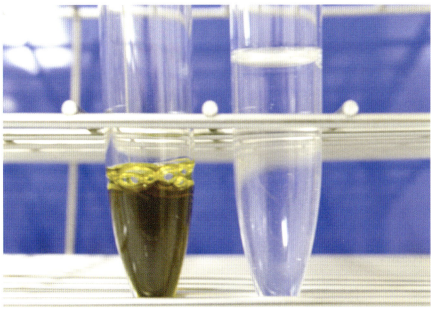

胆汁　　　　　　　　膵液
（黄金色）　　　　　（無色透明）

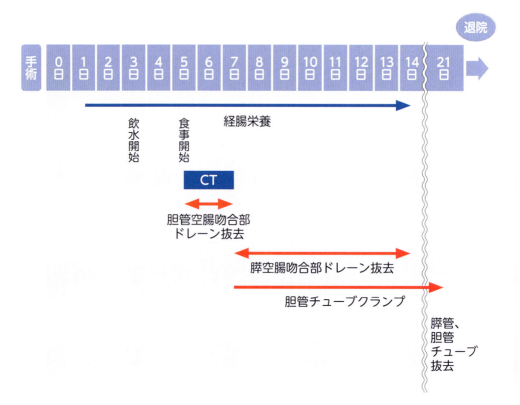

圧)、縫合不全を予防することと、吻合口の開存性を確保し、後に狭窄をきたすことがないように予防することです。ステントチューブを用いて膵液や胆汁を体外に誘導することを外瘻といいますが、これらの消化液のすべてを体外に誘導する完全外瘻と、チューブの隙間や側孔からこれらの液の一部が消化管にも流出する不完全外瘻に分けられます。また、吻合部を橋渡しするように短いチューブを留置して、胆汁や膵液を体外ではなく吻合した消化管に誘導する方法を行うこともあり、これを内瘻といいます。

✳ 観察のポイント

◆ 腹腔内ドレーン

● 膵液瘻、胆汁漏

膵液瘻や胆汁漏がない場合、ドレーン排液は淡血性から漿液性の性状ですが、膵液瘻が生じた場合、ドレーン排液は、初期にはワインレッドあるいは赤褐色調の色

観察ポイント一覧表

留置部位	膵消化管吻合部ドレーン	胆管空腸吻合部ドレーン	膵管チューブ	胆管チューブ
留置期間	●7〜14日 ●膵液瘻発生時はドレーンを交換して長期留置	●5〜7日	●3〜4週	●3〜4週 ●7〜14日ごろにクランプ
目的	●出血や膵液瘻のモニタリング ●膵液瘻発生時には漏出膵液のドレナージ	●出血や胆汁漏のモニタリング ●胆汁漏発生時には漏出胆汁のドレナージ	●膵消化管吻合部の減圧 ●吻合口の開存を確保	●胆管空腸吻合部の減圧 ●吻合口の開存を確保
排液の正常状態	●淡血性〜漿液性	●淡血性〜漿液性	●無色透明	●黄金色
排液の異常状態	●性状：ワインレッド、赤褐色、粘稠、血性、乳白色 ●排液のアミラーゼ高値 ●排液細菌培養陽性	●性状：濃い黄色、緑色、茶色、血性、乳白色 ●排液のビリルビン高値 ●排液細菌培養陽性	●性状：高度の白濁、黄色 ●排液減少・停止	●性状：緑色 ●排液減少・停止
考えられるトラブル	●膵液瘻、腹腔内膿瘍、腹腔内出血、乳び漏（リンパ液漏）	●胆汁漏、腹腔内膿瘍、腹腔内出血、乳び漏（リンパ液漏）	●チューブの閉塞、逸脱	●チューブの閉塞、逸脱
ドクターコールの目安	●ドレーン排液の性状が変化したとき ●血性に変化したときは少量でも報告	●ドレーン排液の性状が変化したとき ●血性に変化したときは少量でも報告	●ドレーン排液の性状が変化したとき ●排液量が急激に減少したとき	●ドレーン排液の性状が変化したとき ●排液量が急激に減少したとき
異常時のナースの対応	●バイタルサインと腹部所見をチェックしドクターコール	●バイタルサインと腹部所見をチェックしドクターコール	●体外でのチューブの屈曲や接続部の外れがないか確認 ●ドクターコール	●体外でのチューブの屈曲や接続部の外れがないか確認 ●ドクターコール
抜去の目安	●ドレーン排液の性状に異常を認めない ●ドレーン排液に感染徴候を認めない	●ドレーン排液の性状に異常を認めない ●ドレーン排液に感染徴候を認めない	●膵液瘻、胆汁漏がない	●膵液瘻、胆汁漏がない
抜去後の注意	●遅発性膵液瘻による腹腔内液体再貯留（発熱、腹痛）	●遅発性胆汁漏による腹腔内液体再貯留（発熱、腹痛）	●一過性の発熱 ●チューブ刺入部の皮下感染	●一過性の発熱 ●チューブ刺入部の皮下感染

4章 術式別ドレーン管理とケア

調となり、さらに感染や周囲の脂肪組織の変性を伴った場合には、黄白色調や赤褐色調の粘性のある性状に変化し、ときに独特の異臭を伴います。胆汁漏が生じた場合には、ドレーンの排液は黄褐色や緑色、茶色を帯びた色調となります。いずれの場合にも、ドレーン排液の生化学検査（アミラーゼ値やビリルビン値）が有用で、早期診断の一助となります。

　膵液瘻や胆汁漏をきたすと、感染を伴い腹腔内膿瘍を併発する場合があります。発熱や腹痛といった臨床徴候を呈し、ドレーン排液の混濁が増悪します。ドレーン排液の細菌培養を検索することにより原因菌種が特定されます。

　膵液瘻や胆汁漏が発生してもドレナージが良好であれば、目立った臨床症状を呈さないことが多いですが、ドレナージが不十分で腹腔内に液体貯留をきたしている場合には、発熱や腹痛の原因となります。また、膵液、胆汁や消化液が漏出しても、ドレーンの部位が不適切な場合にはドレーン排液の性状に異常をきたさないことがあります。ドレーン排液に異常が認められないにもかかわらず、強い腹痛や高度の発熱を認める場合には、腹腔内に異常な液体貯留がないかどうかを CT や超音波検査にて評価する必要があります。ドレーンの位置が不適切でドレナージ不良域を認める場合には、ドレーンの位置変更や新規にドレーンを追加する処置が必要になります。

●腹腔内出血

　術後早期に発生する腹腔内出血は、術後 24 時間以内に発生することが多い合併症です。ドレーンから血性排液を認め、意識障害や血圧の低下、頻脈といったバイタルサインの変動、ショックをきたすような場合には再手術による止血が必要となります。膵切除術においては、上述の早期出血だけでなく、膵液瘻などに引き続いて術後 1 週間以上経過した後に発生する遅発性の腹腔内出血が重要です。膵液の曝露や感染によって形成された仮性動脈瘤からの出血であることが多く、大きな出血に先行して予兆出血（sentinel bleeding）と呼ばれる、小出血がみられることがあります。ひとたび大出血をきたすとショックに至って致命的な経過をとることも少なくないため、この予兆出血を見逃さずに対応することがきわめて重要です。膵液瘻を認めている際に、ドレーンの排液が血性に変化した場合には、予兆出血の可能性があるため、バイタルサインや意識状態に変化がみられなくても、速やかに造影 CT を行うなどして、仮性動脈瘤や腹腔内出血の有無を確かめる必要があります。

●その他

　ドレーン排液に異常が認められる病態として、乳び漏（リンパ液漏）があります。ドレーンからは白濁した排液がみられ、1,000 mL/日を超える排液が持続したり、

タンパク漏出に伴って栄養状態を悪化させたりすることのある合併症です。排液中の中性脂肪濃度が高く、経口摂取により排液量が増加する特徴があるため、発生した場合は、絶食で管理されることが多いです。持続する場合は、ソマトスタチンアナログ製剤（オクトレオチド）の投与が検討されます。

◆ **吻合部ステントチューブ**

　　吻合部の減圧を目的としてステントチューブを留置した場合、このチューブからの排液の観察も重要となります。胆管空腸吻合部にステントチューブ（胆管チューブ）が留置される場合は、通常不完全外瘻とされますが、膵消化管吻合にステントチューブ（膵管チューブ）が留置される場合は、完全外瘻とされる場合と不完全外瘻とされる場合があります。特に完全外瘻とされた場合に、チューブからの排液が停止すると膵管内圧の上昇をきたし、残膵炎や縫合不全の原因となるので、チューブからの排液の観察がきわめて重要です。通常、膵液は無色透明ですが、慢性膵炎を有している場合は軽度の白濁がみられます。膵空腸吻合の場合に排液が黄色調に変化した際には、チューブの先端が空腸内に逸脱した可能性と、挙上空腸の内圧上昇により胆汁が膵管内に逆流している可能性を考えます。チューブからの排液が急激に減少した場合は、閉塞や逸脱の可能性があります。いずれも迅速に医師に報告し、状況を確認する必要があります。また、細径カテーテルであるため、屈曲によって排液が停止することもあるため、患者さんの体位によって刺入部から排液ボトルまでの間に屈曲が生じないかを確認することも重要です。

✳ 抜去の目安、抜去時期、抜去後の注意点

◆ **腹腔内ドレーン**

　　膵頭十二指腸切除術におけるドレーンの抜去時期は、施設ごとにさまざまです。特に膵消化管吻合部のドレーンに関しては、排液に混濁や感染徴候がみられなければ、早期（術後4日目前後）に抜去することでドレーンを経由した細菌感染が減少し、膵液瘻が減少するとの報告がなされ、現在、わが国では、早期にドレーンを抜去する施設が増加しています。しかしながら、一定の割合で、遅発性に膵液の漏出が生じる症例が存在しており、ドレーン抜去後に腹腔内に液体貯留をきたし穿刺ドレナージを要する場合もあることから、最適なドレーン抜去時期や抜去基準に関してはいまだ検討の余地があると考えられています。

◆ **吻合部ステントチューブ**

　　膵管や胆管のステントチューブを挿入した場合は、膵液瘻や胆汁漏が発生していない、あるいは治癒したことを確認して抜去します。通常は体内で縫合固定してあるため、抜去は3〜4週後になることが多いです。

6 膵体尾部切除術

金沢大学 消化器・腫瘍・再生外科学 牧野 勇
まきの いさむ

✻ はじめに

　膵体尾部切除術は、膵体尾部がんや、膵管内乳頭粘液性腫瘍（IPMN）、粘液嚢胞性腫瘍（MCN）、神経内分泌腫瘍（NET）などの悪性化する可能性のある腫瘍が対象となることが多い術式です。通常は膵体尾部と脾臓を併せて切除しますが、悪性度の低い病変の場合には脾臓を温存することもあります。尾側膵切除における膵の切離ラインは、病変の悪性度や部位によって異なり、門脈直上やそれを越えてさらに右側（頭部側）で切離することもあれば、大動脈より左側の尾部のみの切除（膵尾部切除）となる場合もあります。

　膵体尾部切除術におけるドレーンの留置方法や留置本数は施設によっても多少異なりますが、本稿では、当施設で行っているドレーンの留置、管理法について解説します。

✻ 留置部位

　本稿では、当施設で主に行っている、膵体尾部切除術の切除範囲と再建図、ドレーン留置部位を図示します。この図では脾臓の切除を伴う標準的な術式を示しています。通常、ドレーンは、膵切除断端部と左横隔膜下に留置されます。膵断端ドレーンは正中線よりやや右側から小網を経由して膵断端部に向けて直線的に留置します。

✻ 留置する目的

　ドレーンを留置する目的は、出血や膵液瘻の有無をチェックすることと、膵液瘻が発生した場合の排液（ドレナージ）に用いることです。

　左横隔膜下ドレーンの目的は、主に早期の出血をモニタリングすることであるため、数日中に抜去されます。膵断端ドレーンは、膵液瘻のモニタリングと、膵液瘻が発生した場合のドレナージルートとして機能する重要なドレーンです。

　膵切除術後の膵液瘻は、細菌感染を合併することが多く、ドレナージが不良であった場合、二次的な腹腔内膿瘍から敗血症をきたし重篤化することがあります。また、膵液が消化酵素活性を有しているという性質から、膵液瘻が発生しドレナージが不良であった場合、腹腔内に貯留した膵液が活性化することで腹腔内の動脈壁の破綻を招き、仮性動脈瘤の形成に続いて、腹腔内出血をきたすことがあります。

切除範囲とドレーン留置部位

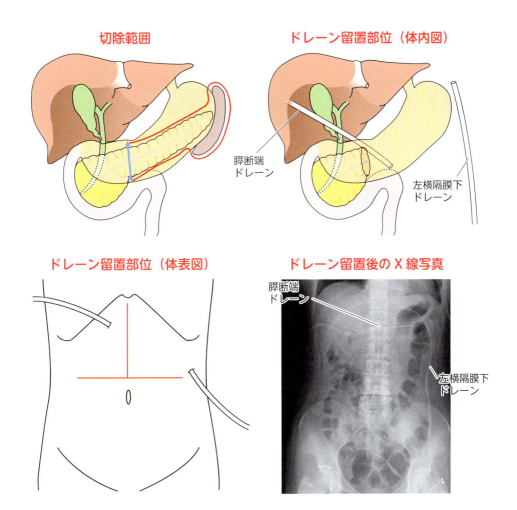

腹腔内出血は、出血性ショックや引き続く多臓器不全につながり、ときに致命的となるきわめて重篤な合併症といえます。

✱ 観察のポイント

◆ 膵液瘻

膵液瘻がない場合、ドレーン排液は淡血性から漿液性の性状ですが、膵液瘻が生じた場合、ドレーン排液は、初期にはワインレッドあるいは赤褐色調の色調となり、さらに感染や周囲の脂肪組織の変性を伴った場合には、黄白色調や赤褐色調の

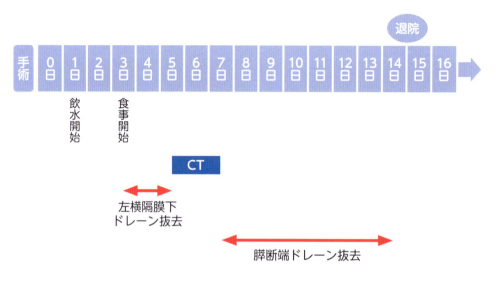

膵体尾部切除術後の経過

粘性のある性状に変化し、ときに独特の異臭を伴います。ドレーン排液の生化学検査（アミラーゼ値）が有用で、早期診断の一助となります。

膵液瘻をきたすと、感染を伴い腹腔内膿瘍を併発する場合があります。発熱や腹痛といった臨床所見を呈し、ドレーン排液の混濁が増し、ドレーン排液の細菌培養によって原因菌種が特定されます。

膵液瘻が発生してもドレナージが良好であれば、目立った臨床症状を呈さないことが多いですが、ドレナージが不十分で腹腔内に液体貯留をきたしている場合には、発熱や腹痛の原因となります。また、膵液が漏出しても、ドレーンの部位が不適切な場合にはドレーン排液の性状に異常をきたさないことがあります。ドレーン排液に異常が認められないにもかかわらず、強い腹痛や高度の発熱を認める場合には、腹腔内に異常な液体貯留がないかどうかをCTや超音波検査にて評価する必要があります。ドレーンの位置が不適切でドレナージ不良域を認める場合には、ドレーンの位置変更や新規にドレーンを追加する処置が必要になります。

● 腹腔内出血

術後早期に発生する腹腔内出血は、術後24時間以内に発生することが多い合併症です。ドレーンから血性排液を認め、意識障害や血圧の低下、頻脈といったバイタルサインの変動やショックをきたすような場合には、再手術による止血が必要となります。膵切除術においては、上述の早期出血だけでなく、膵液瘻などに引き続

観察ポイント一覧表

留置部位	膵断端ドレーン	左横隔膜下ドレーン
留置期間	●7〜14日 ●膵液瘻発生時はドレーンを交換して長期留置	●3〜5日
目的	●出血や膵液瘻のモニタリング ●膵液瘻発生時には漏出膵液のドレナージ	●早期出血のモニタリング
排液の正常状態	●淡血性〜漿液性	●淡血性〜漿液性
排液の異常状態	●性状：ワインレッド、赤褐色、粘稠、血性、乳白色 ●排液のアミラーゼ高値 ●排液細菌培養陽性	●性状：血性、乳白色 ●排液細菌培養陽性
考えられるトラブル	●膵液瘻、腹腔内膿瘍、腹腔内出血、乳び漏（リンパ液漏）	●腹腔内出血、乳び漏（リンパ液漏）
ドクターコールの目安	●ドレーン排液の性状が変化したとき ●血性に変化したときは少量でも報告	●ドレーン排液の性状が変化したとき ●血性に変化したときは少量でも報告
異常時のナースの対応	●バイタルサインと腹部所見をチェックしドクターコール	●バイタルサインと腹部所見をチェックしドクターコール
抜去の目安	●ドレーン排液の性状に異常を認めない ●ドレーン排液に感染徴候を認めない	●ドレーン排液の性状に異常を認めない ●ドレーン排液に感染徴候を認めない
抜去後の注意	●遅発性膵液瘻による腹腔内液体再貯留（発熱、腹痛）	●腹腔内液体再貯留（発熱、腹痛）

いて術後1週間以上経過した後に発生する遅発性の腹腔内出血が重要です。膵液の曝露や感染によって形成された仮性動脈瘤からの出血であることが多く、大きな出血に先行して予兆出血（sentinel bleeding）と呼ばれる小出血がみられることがあります。ひとたび大出血をきたすとショックに至って致命的な経過をとることも少なくないため、この予兆出血を見逃さずに対応することがきわめて重要です。膵液瘻を認めている際に、ドレーン排液が血性に変化した場合には、予兆出血の可能性があるため、バイタルサインや意識状態に変化がみられなくても、速やかに造影CTを行うなどして、仮性動脈瘤や腹腔内出血の有無を確かめる必要があります。

● その他

　ドレーン排液に異常が認められる病態として、乳び漏（リンパ液漏）があります。

ドレーンからは白濁した排液がみられ、1,000 mL/日を超える排液が持続したり、タンパク漏出に伴って栄養状態を悪化させたりすることのある合併症です。排液中の中性脂肪濃度が高く、経口摂取により排液量が増加する特徴があるため、発生した場合は、絶食で管理されることが多いです。持続する場合は、ソマトスタチンアナログ製剤（オクトレオチド）の投与が検討されます。

✳ 抜去の目安、抜去時期、抜去後の注意点

膵体尾部切除術におけるドレーンの抜去時期は、施設ごとにさまざまです。膵頭十二指腸切除術における膵消化管吻合部ドレーンに関しては、排液に混濁や感染徴候がみられなければ、早期（術後4日目前後）に抜去することでドレーンを経由した細菌感染が減少し、膵液瘻が減少するとの報告がなされ、現在、わが国では、早期にドレーンを抜去する施設が増加しています。膵体尾部切除術においても、同様に早期抜去にて管理している施設も増加しています。しかしながら、一定の割合で、遅発性に膵液の漏出が生じる症例が存在しており、ドレーン抜去後に腹腔内に液体貯留をきたし穿刺ドレナージを要する場合もあることから、最適なドレーン抜去時期や抜去基準に関してはいまだ検討の余地があると考えられています。

7 膵全摘術

金沢大学 消化器・腫瘍・再生外科学 牧野 勇
まきの いさむ

✳ はじめに

　膵全摘術は、膵頭体部がんや、膵管内乳頭粘液性腫瘍（IPMN）に対して行われることがありますが、術後には膵内外分泌機能が欠落し、栄養状態の悪化やQOLの低下をもたらしかねないことから、適応の決定には慎重を要します。膵頭十二指腸切除術と膵体尾部切除術を合わせた手術手技に加え、厳重な周術期管理が要求される高難度術式といえます。

　膵全摘術におけるドレーンの留置方法や留置本数は各施設によっても多少異なりますが、本稿では、当施設で行っているドレーンの留置、管理法について解説します。

✳ 留置部位

　本稿では、当施設で主に行っている、膵全摘術の切除範囲と再建図、ドレーン留置部位を図示します。膵臓は全摘されるため、再建は不要で、膵頭十二指腸切除術や膵体尾部切除術のような膵周囲のドレーンは留置されません。通常、ドレーンは、胆管空腸吻合部と左横隔膜下に留置されます。胆管空腸吻合部には、吻合部を橋渡しするように細径のステントチューブが留置されることがあります。

✳ 留置する目的

◆ 腹腔内ドレーン

　ドレーンを留置する目的は、出血や縫合不全（胆汁や消化液の漏出）の有無をチェックすることと、胆汁漏が発生した場合の排液（ドレナージ）に用いることです。

　術後の腹腔内出血は、出血性ショックや引き続く多臓器不全につながり、ときに致命的となるきわめて重篤な合併症といえます。縫合不全（胆汁漏）は、細菌感染を合併することが多く、ドレナージが不良であった場合、二次的な腹腔内膿瘍から敗血症をきたし重篤化することがあります。

◆ 吻合部ステントチューブ

　胆管空腸吻合部にステントチューブを留置する目的は、吻合部を通過する液体（膵液や胆汁）を体外に排出することで吻合部への負担を軽減し（減圧）、縫合不全を予防することと、特に吻合する膵管や胆管の径が細い場合に、吻合口の開存性を

切除範囲とドレーン留置部位

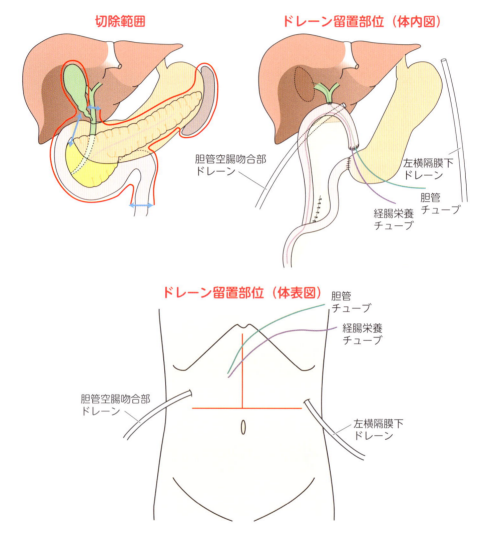

確保し、後に狭窄をきたすことがないように予防することです。

✱ 観察のポイント

●縫合不全（胆汁漏）

縫合不全がない場合、ドレーン排液は淡血性から漿液性の性状ですが、縫合不全や胆汁漏が生じた場合には、ドレーン排液は黄褐色や緑色、茶色を帯びた色調となり、縫合不全が高度の場合は腸液様の排液となります。

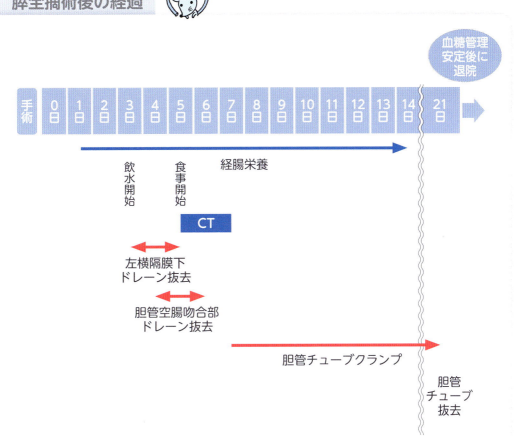

膵全摘術後の経過

　縫合不全や胆汁漏をきたすと、感染を伴い腹腔内膿瘍を併発する場合があります。発熱や腹痛といった臨床所見を呈し、ドレーン排液の混濁が増し、ドレーン排液の細菌培養によって原因菌種が特定されます。

　縫合不全（胆汁漏）が発生してもドレナージが良好であれば、目立った臨床症状を呈さないこともありますが、ドレナージが不十分で腹腔内に液体貯留をきたしている場合には、発熱や腹痛の原因となります。また、胆汁や消化液が漏出しても、ドレーンの部位が不適切な場合にはドレーン排液の性状に異常をきたさないことがあります。ドレーン排液に異常が認められないにもかかわらず、強い腹痛や高度の発熱を認める場合には、腹腔内に異常な液体貯留がないかどうかをCTや超音波検査にて評価する必要があります。ドレーンの位置が不適切でドレナージ不良域を認める場合には、ドレーンの位置変更や新規にドレーンを追加する処置が必要になります。

観察ポイント一覧表

留置部位	胆管空腸吻合部ドレーン	左横隔膜下ドレーン	胆管チューブ
留置期間	●5～7日	●3～5日	●3～4週 ●7～14日ごろにクランプ
目的	●出血や胆汁漏のモニタリング ●胆汁漏発生時には漏出胆汁のドレナージ	●早期出血のモニタリング	●胆管空腸吻合部の減圧 ●吻合口の開存を確保
排液の正常状態	●淡血性～漿液性	●淡血性～漿液性	●黄金色
排液の異常状態	●性状：濃い黄色、緑色、茶色、血性、乳白色 ●排液のビリルビン高値 ●排液細菌培養陽性	●性状：血性、乳白色 ●排液細菌培養陽性	●性状：緑色 ●排液減少・停止
考えられるトラブル	●胆汁漏、腹腔内膿瘍、腹腔内出血、乳び漏（リンパ液漏）	●腹腔内出血、乳び漏（リンパ液漏）	●チューブの閉塞、逸脱
ドクターコールの目安	●ドレーン排液の性状が変化したとき ●血性に変化したときは少量でも報告	●ドレーン排液の性状が変化したとき ●血性に変化したときは少量でも報告	●ドレーン排液の性状が変化したとき ●排液量が急激に減少したとき
異常時のナースの対応	●バイタルサインと腹部所見をチェックしドクターコール	●バイタルサインと腹部所見をチェックしドクターコール	●体外でのチューブの屈曲や接続部の外れがないか確認 ●ドクターコール
抜去の目安	●ドレーン排液の性状に異常を認めない ●ドレーン排液に感染徴候を認めない	●ドレーン排液の性状に異常を認めない ●ドレーン排液に感染徴候を認めない	●膵液瘻、胆汁漏がない
抜去後の注意	●遅発性胆汁漏による腹腔内液体再貯留（発熱、腹痛）	●腹腔内液体再貯留（発熱、腹痛）	●一過性の発熱 ●チューブ刺入部の皮下感染

●腹腔内出血

　術後早期に発生する腹腔内出血は、術後24時間以内に発生することが多い合併症です。ドレーンから血性排液を認め、意識障害や血圧の低下、頻脈といったバイタルサインの変動やショックをきたすような場合には再手術による止血が必要となります。膵全摘術においては、腹腔内に膵液が漏出することがないため、膵頭十二

指腸切除術や膵体尾部切除術のように、膵液瘻に引き続く動脈出血の危険性は低いといえます。しかしながら、腹腔内膿瘍などに続いて遅発性腹腔内出血をきたす可能性もあることから、同様に注意をしておく必要があります。

●その他

ドレーン排液に異常が認められる病態として、乳び漏（リンパ液漏）があります。ドレーンからは白濁した排液がみられ、1,000 mL/日を超える排液が持続したり、タンパク漏出に伴って栄養状態を悪化させたりすることのある合併症です。排液中の中性脂肪濃度が高く、経口摂取により排液量が増加する特徴があるため、発生した場合は、絶食で管理されることが多いです。持続する場合は、ソマトスタチンアナログ製剤（オクトレオチド）の投与が検討されます。

✳ 抜去の目安と抜去時期と抜去後の注意点

◆ 腹腔内ドレーン

膵全摘術におけるドレーンの抜去時期は、施設ごとにさまざまです。左横隔膜下ドレーンは、早期出血のモニタリングが主な目的であり、通常3日程度で抜去します。胆管空腸吻合部ドレーンは、胆汁漏の徴候がなければ1週間程度で抜去します。

◆ 吻合部ステントチューブ

胆管ステントチューブを挿入した場合は、胆汁漏が発生していない、あるいは治癒したことを確認して抜去します。通常は体内で縫合固定してあるため、抜去は手術から3〜4週後になることが多いです。

8 結腸切除術

東邦大学医療センター大橋病院　外科　**髙橋亜紗子**　**榎本俊行**　**斉田芳久**
たかはし　あさこ　　えのもと　としゆき　　さいだ　よしひさ

❋ 切除範囲について

　結腸には、盲腸・上行結腸・横行結腸・下行結腸・S状結腸が含まれます。切除の目的となる病気がどこに存在しているかによって、切除の範囲は異なってきます。腸管を切除した後は、残った腸管どうしを吻合します。吻合の方法は手縫いで吻合する方法や、自動縫合器を使用して器械的に吻合する方法があり、症例に応じて使い分けます。また最近では、患者さんにとって侵襲の少ない腹腔鏡下手術も増えてきています。

◆ 術式別の切除範囲

　以下に、代表的な術式を挙げます。

● 回盲部切除術

　盲腸および近位上行結腸に存在する病変が適応になります。
　切除後は、回腸と上行結腸を吻合します。

● 結腸右半切除術

　遠位上行結腸および肝彎曲部に近い横行結腸に病変が存在する症例に対して行います。切除後は、回腸と横行結腸を吻合します。

● 横行結腸切除術

　横行結腸の中間に近いところに存在する病変が適応になります。
　切除後は、横行結腸どうしを吻合します。

● 結腸左半切除術

　脾彎曲部に近い横行結腸左側および下行結腸に病変が存在する症例に対して行います。切除後は、横行結腸とS状結腸を吻合します。

● S状結腸切除術

　S状結腸に存在する病変が適応になります。
　切除後は、下行結腸もしくはS状結腸と直腸を吻合します。

◆ 結腸がんの手術

　なお、結腸がんに対する手術では、がんが広がっている可能性のある腸管とその支配血管に沿ったリンパ節を切除するのが基本になります。そのため、がんのある部分とリンパ節とを扇状に切除する「リンパ節郭清」が必要になります。リンパ節を郭清する範囲は、がんの局在および術前に予測されるがんの進行度によって決定します。また、結腸がんの手術では、腸管の切除範囲はがんから口側・肛門側とも

切除範囲とドレーン留置部位

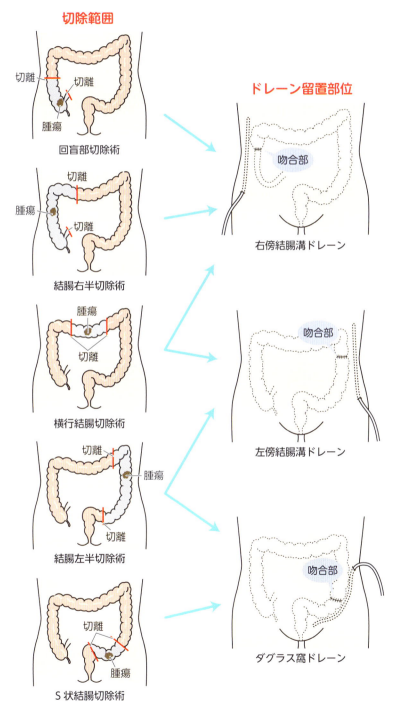

ドレーン留置後のX線写真

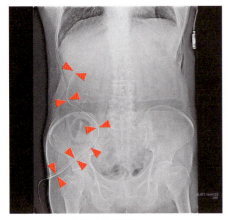

右傍結腸溝ドレーン

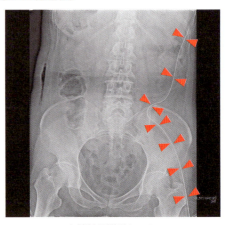

左傍結腸溝ドレーン

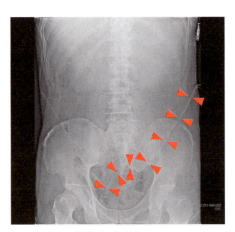

ダグラス窩ドレーン

10cmほど離れた場所で腸管を切ります。

✱ ドレーン留置部位について

　結腸切除の手術におけるドレーン留置は、術後出血の早期発見、浸出液の排除、縫合不全の際に再手術を回避できる可能性があることなどから行われています。しかし、逆行性感染や疼痛、ドレーン刺入部からの出血、ケアの増加、在院日数の延長、コストの増加など、ドレーン留置に関しては欠点も多くあるため、最近の結腸切除術ではドレーンの留置を行わないことも多くなってきています。欧米での比較検討試験の結果でも、ドレーンはできるだけ留置しないことが望ましいとされてい

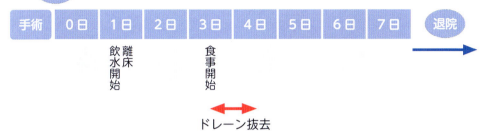

ますが、わが国では慣習的にいまだ多くの施設でドレーンを留置しているのが現状です。

◆術式別のドレーン留置部位

結腸切除の手術でドレーンを留置する際には、ドレーンの先端が腸管吻合部の近傍で、かつ仰臥位で液体が貯留する場所に位置するように心掛けます。そのため、術式によって留置する場所が異なります。

●回盲部切除術および結腸右半切除術

吻合部が右側に存在するので、右下腹部から頭側に向けて右傍結腸溝にドレーンを留置します。

●結腸左半切除術およびＳ状結腸切除術

ともに吻合部が左側に存在しますが、結腸左半切除術では左側腹部から頭側に向け左傍結腸溝にドレーンを留置することが多く、Ｓ状結腸切除術では左側腹部からダグラス窩・骨盤底に向けてドレーンを留置することが多いです。

●横行結腸切除術

吻合部に近くなるように症例に応じてドレーンの留置場所を検討します。

使用するドレーンの種類で多いのは、閉鎖式ドレナージでチューブ型ドレーンです。

◆抜去時期

われわれの施設は通常、術後1日目から飲水を再開し、術後3日目から食事摂取を再開します。その間にドレーン排液の性状や量の変化を注意深く観察します。通常、ドレーン排液は淡血性〜漿液性であれば異常なしと判断されます（図1）。ドレーン抜去時期に関して明確な基準はありませんが、性状に変化がなく量も徐々

観察ポイント一覧表

留置部位	右傍結腸溝ドレーン	左傍結腸溝ドレーン	ダグラス窩ドレーン
留置期間	●3〜4日		
留置目的	●術後出血のモニタリング ●縫合不全のモニタリング ●縫合不全時のドレナージ ●リンパ液の排出		
排液の正常状態	●漿液性〜淡血性 淡血性		
排液の異常状態	●性状：血性、茶褐色、乳白色 ●量：多い、排液がない 茶褐色		
考えられる合併症	●出血、縫合不全、乳び腹水、チューブトラブル（屈曲、閉塞、逸脱など）	●縫合不全、出血、乳び腹水 ●チューブトラブル（屈曲、閉塞、逸脱など）	
異常時のドクターコールの目安	●活動性の出血を認めるとき ●縫合不全が疑われるとき ●ナースが確認してもチューブトラブルが改善しないとき		
異常時のナースの対応	●チューブトラブルの有無を確認 ●ドクターコール		
抜去の目安	●排液量が徐々に減少 ●排液性状に異常なし		
抜去後の注意	●腹痛などの症状の変化 ●バイタルサインの変動		

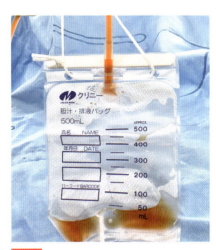

図1　正常排液 – 淡血性

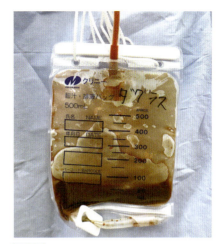

図2　異常排液 – 茶褐色

に減少すれば、術後3～4日目を目安にドレーンを抜去します。抜去後も刺入部から滲出液が出ることがあるので、ガーゼで覆います。排液が多くなければ抜去後1～2日で傷は自然に閉鎖します。

◆ 予測される合併症

　予測される主な合併症に、術後出血や縫合不全があります。手術直後から100 mL/時の鮮やかな血性の排液があるときは「術後出血」を疑います。また、術後数日経ってから排液が茶褐色に混濁して悪臭を伴うときは、腸液が吻合部から漏れている状態、つまり「縫合不全」を強く疑います（図2）。またまれではありますが、根部のリンパ節郭清をしっかり行った症例などでは乳白色のリンパ液が腹腔内に漏れて「乳び腹水」をきたすことがあります。食事再開後に起こることが多いです。

　通常の経過では、術後1日目から離床を開始します。そのためドレーン挿入時には刺入部をよく観察して、固定が適切になされているか、牽引によりドレーン先端部の位置にずれがないか、などを確認します。ドレーンは皮膚に糸で固定していますが、患者さんが動き始めると少しずつ緩んでくることがあるので注意が必要です。またドレーンは3日程度で浮遊物のために自然に閉塞してしまうことがあります。ドレーン刺入部の感染徴候（皮膚の発赤、腫脹、疼痛、熱感など）も毎日観察する必要があります。

✳ 観察のポイント

　左右傍結腸溝およびダグラス窩・骨盤腔いずれの場合にも、留置する目的や留置期間、異常発生時の対応に相違はありません。結腸切除の手術で共通する重大な合

併症は、主に術後出血と縫合不全ですので、ドレーン排液の量・性状には注意が必要です。もともと抗血栓治療を行っている症例や糖尿病の患者さんなどでは合併症を起こすリスクも高いので、特に注意深く観察しましょう。異常時には、ドレーン排液の状態とともにバイタルサインのチェックも行い、血圧低下など緊急性があるかどうかをすばやく判断し、迅速にドクターコールを行いましょう。緊急性がないようなら、チューブの屈曲や固定不良などのトラブルがないか、一度自分の目でしっかり確認するようにしましょう。

9 低位前方切除術

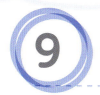

東邦大学医療センター大橋病院　外科　髙橋亜紗子　榎本俊行　斉田芳久

✳ 切除範囲について

　直腸とは、骨盤の入り口から肛門管上縁までの間の腸を指します。直腸はさらに3つに分けられ、それぞれ口側から直腸S状部（RS）、上部直腸（Ra）、下部直腸（Rb）と呼びます。上部直腸と下部直腸の境界は「腹膜反転部」と呼ばれ、ここでは腹膜が腹腔内のいちばん尾側で直腸を覆うように反転しています。

　直腸の手術の原因疾患としていちばん多いのは、やはり直腸がんです。直腸がんの手術でも、がんを含む腸管と支配血管に沿ったリンパ節を一緒に切除することが基本となります。直腸がんの場合、がんより下は肛門に近いので、がんから約2～3cm離れた直腸を切離します。その後、肛門から器械を挿入して、結腸と直腸を吻合します。腹膜反転部より上で腸管を吻合するのを高位前方切除術、下で吻合するのを低位前方切除術と呼びます。直腸の手術でも腹腔鏡下手術が導入されていますが、結腸切除に比べ難易度が高いので慎重に行われています。

✳ ドレーン留置部位について

◆ ダグラス窩

　骨盤を断面で見ると、直腸の前のスペースは腹腔内で最も尾側なので、腹水がたまりやすくなっています。このスペースのことを「ダグラス窩」と呼びます。女性では直腸と子宮のすき間（図1）、男性では直腸と膀胱のすき間（図2）にあたり、直腸切除の手術の際にドレーンを留置する箇所としてよく使われます。

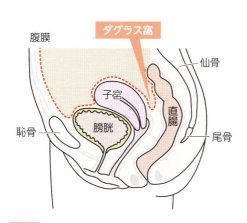

図1　女性の骨盤腔断面図

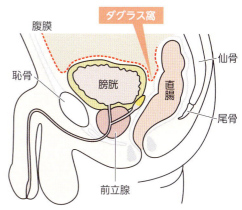

図2　男性の骨盤腔断面図

切除範囲とドレーン留置部位

切除範囲

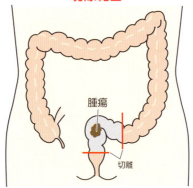

ドレーン留置部位

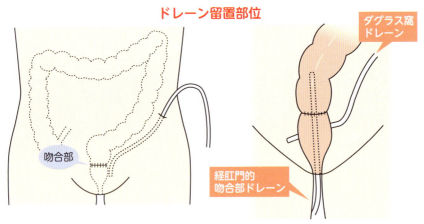

超低位前方切除術の場合

ドレーン留置後のX線写真

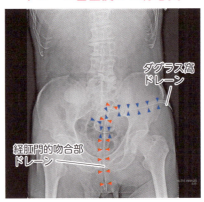

ダグラス窩＋経肛門的吻合部ドレーン

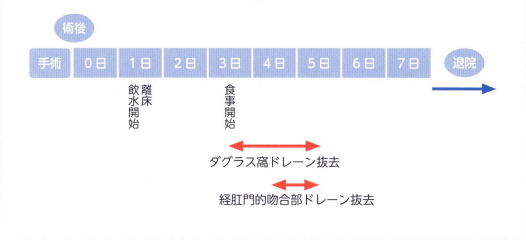

◆目的

　低位前方切除術におけるドレーン留置の目的は、結腸切除の手術と同様に、術後出血の早期発見、縫合不全の早期発見および発生時のドレナージなどがあります。しかし、低位前方切除術では、縫合不全のリスクが上昇します。そのため縫合不全の早期発見のためにも、ルーチンで骨盤内にドレーン留置を行うことが多くなっています。また、直腸の縫合不全で便汁が漏れても、骨盤内の比較的限局したスペースに貯留することが多いため、ドレナージにより保存的に経過をみられる可能性があり、治療の目的も含めてドレーンを留置します。使用するドレーンで多いのは、閉鎖式ドレナージでチューブ型ドレーンです。

◆超低位前方切除術

　また、吻合部が肛門に非常に近い「超低位前方切除術」の場合、吻合部に過剰な負荷をかけず減圧を行う予防的ドレーンとして、経肛門的に吻合部ドレーンを留置することがあります。用いるドレーンはチューブ型、もしくはペンローズ型のドレーンで、肛門のすぐ脇に糸で固定して開放します。

＊術後の経過表

◆抜去時期

　術後の経過に関しては、結腸切除の経過と同様です。正常なドレーン排液の性状は淡血性～漿液性（図3）です。性状や量に大きな変化がなければ、食事を開始する術後3日目以降にドレーンを抜去します。通常、術後3～5日目を目安として

観察ポイント一覧表

留置部位	ダグラス窩・膀胱直腸窩ドレーン	経肛門的吻合部ドレーン
留置期間	●3〜5日	●4〜5日
留置目的	●縫合不全のモニタリング ●縫合不全時のドレナージ ●術後出血のモニタリング ●リンパ液の排出	●縫合不全のモニタリング ●吻合部出血のモニタリング
排液の正常状態	●漿液性〜淡血性 漿液性	●便汁
排液の異常状態	●性状：茶褐色（便汁様）、血性、乳白色 ●量：多い、排液がない 便汁様	（予防的ドレーンなので排液の性状・量はさほど注意はいりません）
考えられる合併症	●縫合不全＞出血、乳び腹水 ●チューブトラブル（屈曲、閉塞、逸脱など）	●縫合不全 ●吻合部出血 ●チューブの逸脱
異常時のドクターコールの目安	●縫合不全が疑われるとき ●活動性の出血を認めるとき ●ナースが確認してもチューブトラブルが改善しないとき	●腹痛や下血など症状が出現したとき ●チューブが抜けたとき
異常時のナースの対応	❶チューブトラブルの有無を確認 ❷ドクターコール	●ドクターコール
抜去の目安	●食事再開後に ・排液量が徐々に減少 ・排液性状に異常なし	●排便を認めた後、かつ食事再開後に腹痛などの症状がない状態
抜去後の注意	●腹痛などの症状の変化 ●バイタルサインの変動	

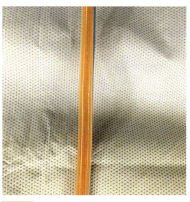
図3 正常排液-漿液性

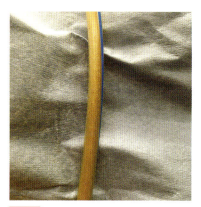
図4 異常排液-便汁様

います。

◆ 予測される合併症

　これも結腸切除と同様ですが、前述どおり、結腸切除に比べて低位前方切除術では縫合不全が多く起こる危険があります。特に食事再開後に吻合部に負荷がかかると起こることがあるため、その時期には排液が便汁様（図4）でないか注意深く観察します。排液のにおいを嗅ぐことも大事な判断材料になります。術後出血や、ドレーンの屈曲・閉塞・逸脱などの合併症にも、もちろん注意が必要です。

✱ 観察のポイント

　低位前方切除術の場合は、縫合不全に特に注意してドレーン排液の量・性状を観察します。合併症を起こすリスクも高い患者さんでは、特に注意深く観察しましょう。異常時には、ドレーン排液の状態とともにバイタルサインのチェックも行い、血圧低下など緊急性があるかどうかをすばやく判断し、迅速にドクターコールを行いましょう。緊急性がないようなら、一度チューブの屈曲や固定不良などのトラブルがないか、自分の目でしっかり確認するようにしましょう。また、経肛門的吻合部ドレーンは排便とともに抜けてしまうこともあるので、患者さんにも説明しておき、抜けてしまったときは医師に速やかに報告しましょう。

10 人工肛門造設術（マイルズ・ハルトマン）

東京大学医学部附属病院　大腸・肛門外科　平田悠悟　野澤宏彰　渡邉聡明

はじめに

　マイルズ手術は下部直腸がん、肛門管がんなどに対して直腸部〜肛門管、肛門部を切除し、人工肛門（ストーマ）を設ける直腸切断術のことです。一方、ハルトマン手術は全身状態などから負担を少なくするために、肛門は残して人工肛門にする場合をいいます。

　ドレーンは、
①手術部位からの余分な血液や体液をドレナージする
②手術部での異常な所見（出血、腹腔内感染など）を知る
といった、術後経過において合併症の予防や早期発見に重要な役割を果たしています。

　本稿ではマイルズ手術およびハルトマン手術におけるドレーンの実際と、管理のポイントを解説します。

ドレーン留置部位について

◆仙骨前面ドレーン

●留置の目的

　仙骨前面ドレーンの主な目的は、手術部位からの余分な血液や体液のドレナージと出血、腹腔内感染のモニタリングです。ドレーンはソフトデュープルドレーンを使用し、右下腹部より刺入して骨盤底に留置します。

●観察のポイント

　排液は通常は血性 → 淡血性（薄いオレンジ色）→ 漿液性（薄い黄色）へと変化していきます。色調が新鮮血性の場合（図1）は出血を、混濁を認めるときは腹腔内感染を疑い、ドクターコールを行います。

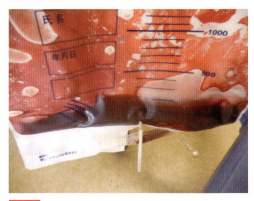

図1　血性排液

切除範囲とドレーン留置部位

切除範囲

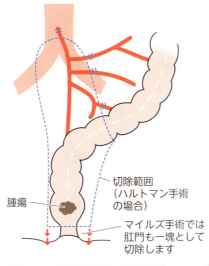

腫瘍

切除範囲（ハルトマン手術の場合）

マイルズ手術では肛門も一塊として切除します

ドレーン留置部位（体内図）

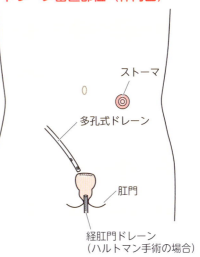

ストーマ

多孔式ドレーン

肛門

経肛門ドレーン（ハルトマン手術の場合）

ドレーン留置部位（体表図）

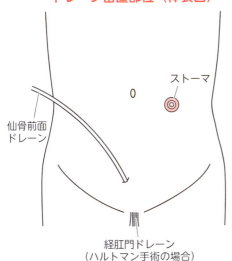

仙骨前面ドレーン

ストーマ

経肛門ドレーン（ハルトマン手術の場合）

ドレーン留置後の腹部単純X線写真

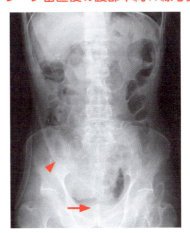

（▶：仙骨前面ドレーン、→：経肛門ドレーン）

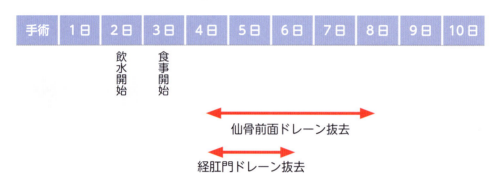

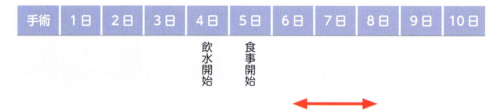

- ●抜去時期

　　仙骨前面ドレーンは出血、腹腔内感染を疑う所見がなければ食事開始の翌日、通常術後4〜8日目で抜去します。

◆ 経肛門ドレーン（ハルトマン手術の場合のみ）
- ●留置の目的

　　経肛門ドレーンの主な目的は、術後断端部の減圧です。肛門より挿入して肛門部皮膚に固定し留置します。
- ●観察のポイント

　　通常、便やガスがドレーン周囲から漏れます。固定部の疼痛の訴えを認めることがあります。

観察ポイント一覧表

留置部位	仙骨前面ドレーン	経肛門ドレーン
留置期間	●術後4〜8日	●術後4〜6日
目的	●出血・細菌感染のモニタリング	●術後断端部の減圧
排液の正常状態	●淡血性〜漿液性	●粘液様
排液の異常状態	●血性 ●便汁様 血性排液	
考えられるトラブル	●出血・骨盤死腔炎	●自然抜去
異常時のドクターコールの目安	●活動性出血が疑われるとき ●細菌感染が疑われるとき	●早期の自然抜去
異常時のナースの対応	●ドクターコール	●ドクターコール
抜去の目安	●排液性状に異常なし	●食事開始後に抜去
抜去後の注意	●抜去部からの持続する浸出液 ●抜去部からの腹腔内容物の脱出	

4章 術式別ドレーン管理とケア

● 抜去時期

経肛門ドレーンは腹腔内感染を疑う所見がなければ食事開始の翌日、通常術後4〜6日目で抜去します。

参考文献
1）清松知充ほか．腹腔鏡下腹会陰式直腸切断術．臨床外科．71(2)，2016，163-9．
2）須並英二ほか．S状結腸切除術後のドレーン．消化器外科のドレーン看護速習・速しらべBOOK．消化器外科ナーシング春季増刊，瀬戸泰之編．2015，108-11．

11 虫垂切除術

東京大学医学部附属病院　大腸・肛門外科　瀧山亜希　野澤宏彰　渡邉聡明
　　　　　　　　　　　　　　　　　　　たきやま あき　のざわ ひろあき　わたなべ としあき

✽ 切除範囲とドレーン留置部位について

　急性虫垂炎は、通常は虫垂のみに炎症が起こるため、虫垂だけを切除します。たいていの場合、炎症が起こったときに行う緊急手術であり、炎症の程度によってドレーンの数は0〜2本とさまざまです。虫垂に穴が開いたり（穿孔）、破裂したり、虫垂が腐ったり（壊死）して、腹腔内に膿や壊死物質が認められる場合にはドレーンを留置します。逆に、ごく軽度の炎症で膿が腹腔内に漏れていない場合、あるいは一度炎症を落ち着かせてから（炎症のない時期に）手術（待機的手術）を行う場合はドレーンを必要としないこともあります。ドレーンを入れる場合は、腹腔内で最も低い位置となるダグラス窩にドレーンを留置するのが基本です。局所の炎症がひどい場合は、2本目として右傍結腸溝ドレーンを追加で留置します。

✽ 術後の経過表

　炎症の程度によって、ドレーンの本数も異なり、抜去のタイミングも変わりますが、毎日ドレーンを観察し、排液の性状が正常化し量も減ったタイミングで抜去します。2本入っている場合は、先に右傍結腸溝ドレーンを抜去し、その翌日にダグラス窩ドレーンを抜去することが多いです。

　食事の開始も炎症の程度によって異なりますが、炎症が軽度の場合は翌日から食事開始とすることもあります。ドレーンの抜去と食事開始は、どちらかが先のことも、同時に行うこともありますが、炎症が強かった場合は、食事をしても排液の性状が変化しないか（膿性になったり悪臭がしたりしないか）を確認してからドレーン抜去とすることもあります。

✽ 観察のポイント

　ドレーン排液の色と量を丁寧に観察します。強い混濁あるいは悪臭がある場合は、感染を考慮する必要があります。たとえば、手術では取り切れなかった膿瘍が腹腔内に残っていたり、手術した部位（虫垂切除断端埋没部）が炎症のために破綻して術後に穿孔してしまった場合などが考えられますので、これらの所見がある場合は速やかに医師に連絡しましょう。排液は培養することがありますので、医師が確認するまで廃棄せずに保管しましょう。ドレナージが有効な場合は保存的に経過を観察することになり、ドレーンの留置期間も長くなりますが、腹膜炎を起こして

切除範囲とドレーン留置部位

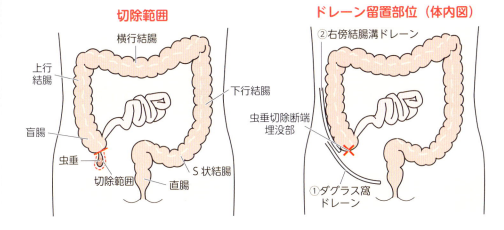

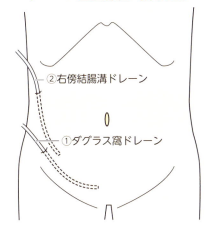

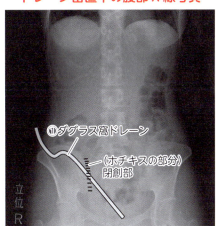

いる場合は緊急で再手術をすることもあります。また、術後数時間～半日経っても血性が薄まらない場合は、持続的な出血が起きていることを考慮する必要がありますので、これも医師に報告しましょう。総じて、排液が改善傾向にない場合にはこまめな観察が必要です。

　なお、虫垂切除術の場合は翌日から患者さんが活発に動くことも多く、ドレーンのずれ（固定が外れるなど）や自然抜去も起こりやすいため、注意しましょう。さらに、虫垂切除術は感染の手術のため、ドレーン抜去部の傷口が膿んでしまうこと

虫垂切除術後の経過

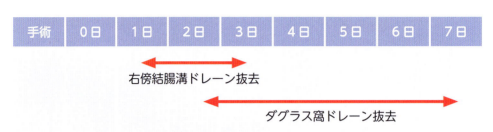

※食事は、炎症の程度により異なるが、術後1〜3日で開始となることが多い

観察ポイント一覧表

留置部位	右傍結腸溝ドレーン・ダグラス窩ドレーン
留置期間	● 2〜7日
目的	● 術後出血のインフォメーション ● 膿瘍のドレナージ
排液の正常状態	● 時間とともに、淡血性→淡々血性→淡黄色と色調が変化し、排液量も減少する
排液の異常状態	● 排液の混濁が続く、悪臭がある（腸液様） ● 血性排液が続き、量が減少しない
考えられるトラブル	● 腹腔内での膿瘍形成、虫垂断端の破綻 ● 術後再出血 ● ドレーンのずれ、自然抜去
異常時のドクターコールの目安	● 膿性排液に加え、発熱・強い腹痛を認めるとき ● 血性の排液が、減少なく・薄まることなく継続するとき ● ドレーンのずれ、自然抜去が疑われるとき
異常時のナースの対応	● ドレーンが抜けそうな場合は固定したのちドクターコール ● 排液量および性状とバイタルサイン、腹痛の程度を確認しドクターコール
抜去の目安	● 排液性状に異常なし
抜去後の注意	● 創感染の有無

もあるので、抜去後も退院までは毎日必ずドレーン抜去部を観察するようにしましょう。

5章 ドレーントラブル対応

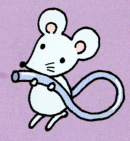

① 自己抜去

東海大学医学部　消化器外科　矢澤直樹　中郡聡夫
やざわ　なおき　なかごおり　としお

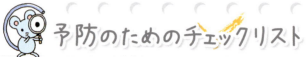

予防のためのチェックリスト

- ☐ 高齢者、認知症、せん妄の既往、低栄養、電解質異常など、せん妄の危険因子はないか
- ☐ 鎮静薬や睡眠薬が不適切に使用されていないか
- ☐ せん妄状態になっていないか
- ☐ せん妄の薬物治療の必要性はないか
- ☐ 身体抑制の必要はないか
- ☐ ドレーンを自己抜去した場合の危険性が理解されているか
- ☐ 過度にドレーンを気にしていないか
- ☐ ドレーンの痛みや不快感は強くないか
- ☐ 牽引による刺入部痛はないか
- ☐ 疼痛管理は適切に行われているか
- ☐ ドレーンの早期抜去は可能か

起こってしまったときの対応リスト

- ☐ バイタルサインを測定し、意識レベルや出血の有無を確認する
- ☐ 速やかに医師に報告する
- ☐ ドレーン抜去部位を観察する
- ☐ 出血している場合は、圧迫止血を行う
- ☐ 抜去部位を清潔なガーゼで保護する
- ☐ 完全に抜けていない場合は、刺入部近くをテープで固定しておく
- ☐ 腹部症状の有無と程度を観察する
- ☐ 抜去されたドレーンの先端の有無を確認する
- ☐ 抜去されたドレーンは捨てずにとっておく
- ☐ 抜去されたドレーンと同じくらいの口径のチューブを用意しておく

予防のためのチェックリスト

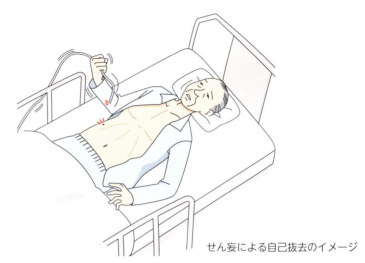

せん妄による自己抜去のイメージ

❋ 自己抜去とは

　自己抜去とは、患者さん自身がドレーンなどのライン類を無意識に、あるいは故意に抜いてしまうことです。不穏を呈する過活動型せん妄の患者さん、ドレーンの必要性を理解できない認知症患者さん、ドレーンの痛みや不快感が強い患者さんでは、自己抜去の発生リスクが高まります。自己抜去を予防するための2大ポイントは、「せん妄ケア」と「適切なドレーン管理」です。

❋ せん妄の危険因子はないか

　高齢者や認知症患者さんは、せん妄発症のリスク因子であると同時に、せん妄見落としのリスク因子でもあります[1]。高齢者や認知症患者さんに対しては、せん妄の発症を予測したうえで、せん妄の徴候を見落とさないように注意深く観察することが大切です[2]。

❋ せん妄状態になっていないか

　せん妄の評価は、経験や勘に頼らず、CAM-ICU（confusion assessment method for the intensive care unit）[3]、ICDSC（intensive care delirium screening checklist）[4]などの評価ツールを用いて行います。たとえば、ICDSCは①意識レベルの変化、②注意力欠如、③失見当識、④幻覚／妄想／精神障害、⑤精神運動的な興奮あるいは遅滞、⑥不適切な会話あるいは情緒、⑦睡眠／覚醒サ

イクルの障害、⑧症状の変動の8項目のチェックリストになっており、4項目以上該当すればせん妄と判定されます[5]。

✳ せん妄の薬物治療の必要性はないか

せん妄の治療には、非薬物療法と薬物療法があり、まずは非薬物療法から開始します。非薬物療法では、せん妄の促進因子である身体的苦痛や環境変化に対するケアを行います。せん妄に対する薬物療法としては、ハロペリドール（セレネース®）の点滴静注やリスペリドン（リスパダール®）の経口投与などを行っています。

✳ ドレーンの痛みや不快感は強くないか

東邦大学のグループが実施した「手術に関する身体的苦痛内容の調査」によると、21％の患者さんが「ドレーンの痛みや違和感」がつらかったと回答しています[6]。ドレーンの苦痛を軽減するためには、「ドレーンの固定方法を工夫する」「ドレーン・ライン類を整理する」「ドレーンの早期抜去を検討する」の3つがポイントになります。ドレーンを固定するときは、皮膚固定の縫合糸が引っ張られないように注意して、皮膚刺激の少ないテープで固定しましょう。ドレーンなどのライン類を整理しておくことにより、つながれている拘束感を軽減できます。

✳ ドレーンの早期抜去は可能か

1999年の米国疾病管理予防センター（centers for disease control and prevention；CDC）による手術部位感染予防のためのガイドラインでは、術後の血液や滲出液を体外へ排液するための予防的ドレーンはできるだけ早期に抜去することが推奨されています[7]。2005年に北欧で提唱された術後回復力強化プログラム（enhanced recovery after surgery；ERAS）においても、ドレーンの早期抜去が推奨されています[8]。

✳ 自己抜去の防止対策

日本医療機能評価機構は、チューブ類挿入患者の自己抜去を防ぐために、以下の指針を示しました。自己抜去の防止対策として、「チューブを挿入する場合には本人・家族に、チューブ挿入の必要性、自己抜去の可能性、予防策としての鎮静・身体拘束の可能性を説明する」「自己抜去の危険性に関して患者さんの状態を評価する」「自己抜去を防ぐためにチューブ固定法を工夫する」「自己抜去後の環境整備、研修体制を充実させる」の4項目が挙げられています。

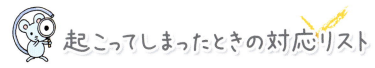
起こってしまったときの対応リスト

　ドレーンが抜けているのを発見したら、まずはバイタルサインを測定し、意識レベルや出血の有無を確認します。患者さんの状態を確認した後、すぐに医師に連絡しましょう。

　次にドレーン抜去部位を観察し、応急処置を行います。出血している場合は、圧迫止血を行ってください。完全に抜けている場合は、抜去部位を清潔なガーゼで保護します。完全に抜けていない場合は、刺入部近くをテープで固定しておきます。

　予期せぬ抜去により腹膜炎や腹腔内膿瘍になることがあるので、腹部所見を注意深く観察する必要があります。抜去されたドレーンの先端の有無を確認し、ドレーン先端が腹腔内に残っていないかを判断することが大切です。ドレーンが腹腔内に残ってしまった場合は、開腹手術で取り出すことになります。

　術後2週間以上経って瘻孔が完成されている場合は、抜去部位からドレーンの再挿入が可能なことがあります。医師が到着後ただちに瘻孔を確保できるように、抜去されたドレーンと同じくらいの口径のチューブ、たとえばネラトンカテーテルなどを用意しておきます。

参考文献

1) Inouye, SK. et al. Nurses' recognition of delirium and its symptoms : comparison of nurse and researcher ratings. Arch Intern Med. 161(20), 2001, 2467-73.
2) 茂呂悦子. せん妄の発見法は？ EB NURSING. 10(4), 2010, 624-6.
3) Ely, EW. et al. Delirium in mechanically ventilated patients : validity and reliability of the confusion assessment method for the intensive care unit(CAM-ICU). JAMA. 286(21), 2001, 2703-10.
4) Bergeron, N. et al. Intensive care delirium screening checklist : evaluation of a new screening tool. Intensive Care Med. 27(5), 2001, 859-64.
5) 卯野木健. 簡便にせん妄を評価できるツールは？ EB NURSING. 10(4), 2010, 627-30.
6) 斉田芳久ほか. 外科手術に関する患者アンケート調査：手術に関する身体的苦痛内容の調査. 東邦医学会雑誌. 63(2), 2016, 113-20.
7) Mangram, AJ. et al. Guideline for prevention of surgical site infection, 1999. Am J Infect Control. 27(2), 1999, 97-134.
8) Fearon, KC. et al. Enhanced recovery after surgery : a consensus review of clinical care for patients undergoing colonic resection. Clin Nutr. 24(3), 2005, 466-77.

② 事故抜去

東海大学医学部　消化器外科　矢澤直樹　中郡聡夫

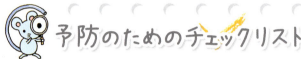

- ☐ ドレーンは安全に移動できる位置であるか
- ☐ 患者の体動や活動範囲を把握できているか
- ☐ ベッド周囲の環境整備はできているか
- ☐ 接続ルートは長すぎたり短すぎたりしていないか
- ☐ 接続ルートはドレーン刺入部側に誘導されているか
- ☐ ドレーンの固定状態に変わりはないか
- ☐ 皮膚固定の縫合糸の緩みや外れはないか
- ☐ 固定テープの緩みや剥がれはないか
- ☐ ドレーン刺入部の状況に変わりはないか
- ☐ 排液によるドレーン周囲皮膚炎を起こしていないか
- ☐ 固定テープによるかぶれが生じていないか

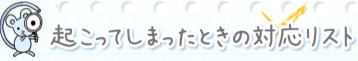

※自己抜去と同様に対応します
- ☐ バイタルサインを測定し、意識レベルや出血の有無を確認する
- ☐ 速やかに医師に報告する
- ☐ ドレーン抜去部位を観察する
- ☐ 出血している場合は、圧迫止血を行う
- ☐ 抜去部位を清潔なガーゼで保護する
- ☐ 完全に抜けていない場合は、刺入部近くをテープで固定しておく
- ☐ 腹部症状の有無と程度を観察する
- ☐ 抜去されたドレーンの先端の有無を確認する
- ☐ 抜去されたドレーンは捨てずにとっておく
- ☐ 抜去されたドレーンと同じくらいの口径のチューブを用意しておく

予防のためのチェックリスト

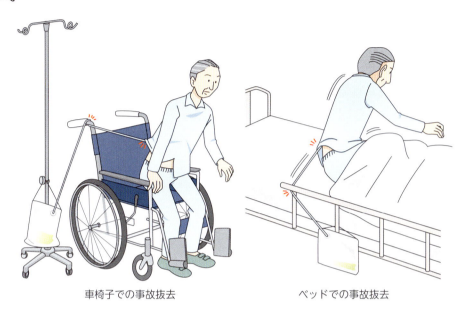

車椅子での事故抜去　　　　　ベッドでの事故抜去

✤ 事故抜去とは

　事故抜去とは、何らかの外力で意図せずドレーンなどのライン類が抜けてしまうことです。自己抜去を含めた総称的な呼びかたをされることもあります。患者さんの移動時や体動時に、ドレーン・ライン類がベッド柵や車椅子などに引っ掛かって、引っ張られて発生します。事故抜去を予防するためには、「患者さん移動時の安全確認をする」「ベッド周囲の環境整備を行う」「ドレーン・ライン類を整理する」「ドレーンの固定状態を確認する」の４つがポイントになります。

✤ 抜去事例と防止対策

　日本医療機能評価機構の医療安全情報 No.85 によると、2010 年 1 月 1 日〜2013 年 10 月 31 日までに、患者さんの移動時にドレーン・チューブ類が抜けた事例が 11 件報告されています。手術時の移動のほかに、入浴時、検査時の移動の事例があります。チューブやラインの抜去事例については、医薬品医療機器総合機構（pharmaceuticals and medical device agency；PMDA）医療安全情報 No.36 も参照するとよいでしょう。患者さんの移動時や体位変換時には事故抜去の発生リスクが高まるので注意が必要です。ベッド周囲の環境整備を行い、引っ掛かりやすい物品を置かないように努めます。患者さんの体動や活動範囲を考慮し

消化器外科 NURSING 2017 春季増刊　**161**

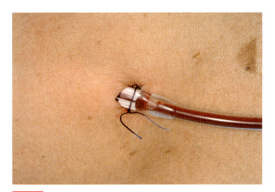
図1 刺入部の縫合固定

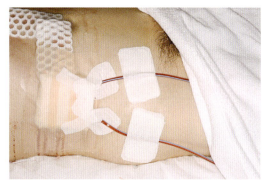
図2 ドレーンのテープ固定

て、ドレーンの接続ルートが長すぎたり短すぎたりしないように調整します。複数のライン類が交差して絡まないように整理しておきます。ドレーンは、皮膚刺入部で縫合固定されていますが（図1）、抜けないようにさらにテープ固定します（図2）。ドレーンにはマーキングを行い、固定位置がずれていないか定期的に確認することが大切です。皮膚固定の縫合糸の外れがないこと、固定テープの剝がれがないことを確認してください。固定部位に皮膚トラブルがあると、ドレーンの確実な固定ができません。固定テープによる表皮剝離、水疱、接触性皮膚炎などに対処できるようにしておきましょう。

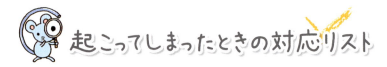
起こってしまったときの対応リスト

ドレーンが抜けているのを発見したら、自己抜去時（p.156〜159）と同様に対応します。

参考文献

1）早田啓治ほか．"事故抜去・接続外れ"．この一冊でまるごとマスター　ナースのための消化器外科ドレーン管理．消化器外科ナーシング春季増刊．山上裕機編．大阪，メディカ出版，2012，169-71．

③ 接続外れ・接続間違い

東海大学医学部　消化器外科　矢澤直樹　中郡聡夫

予防のためのチェックリスト

- ☐ ドレーンの接続部分が緩んでいないか
- ☐ 接続部の破損はないか
- ☐ 接続不良による漏れはないか
- ☐ 閉鎖式吸引ドレーンの場合、吸引不良はないか
- ☐ 接続部はテープで補強されているか
- ☐ 不要な接続部分はないか
- ☐ 接続部に三方活栓をつけていないか
- ☐ ドレーンを接続する際に、刺入部と接続部をたどって確認したか

起こってしまったときの対応リスト

- ☐ ドレーンをクランプし、ガーゼで覆い清潔状態を保つ
- ☐ 再接続するかどうかは医師が判断する
- ☐ 再接続する場合は、排液バッグを新しいものに交換する
- ☐ 再接続する場合は、清潔操作で行う
- ☐ 発熱や炎症反応上昇など感染徴候がないか観察する

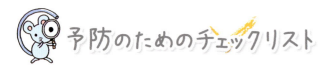
予防のためのチェックリスト

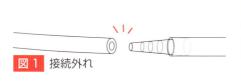

図1 接続外れ

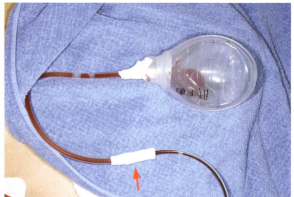

図2 接続部のテープ固定

　ドレーンと接続ルートの接続部分に緩みや破損があると、接続外れが起こります（図1）。接続部に緩みや破損がないことを確認しましょう。閉鎖式吸引ドレーン（J-VAC®、SBバック®、リリアバック®など）の吸引不良が生じた場合は、接続部からのエアリークがないか確認する必要があります。接続部をテープで補強することも大切です（図2）。接続箇所をできるだけ少なくできないか検討してみてください。
　また、輸液との誤接続を防止するため、ドレーンには三方活栓を接続してはいけません。日本医療機能評価機構の医療安全情報 No.14 によると、輸液を間違ってドレーンに接続した事例が報告されています。接続間違いが起こらないように、刺入部と接続部をたどって確認する習慣をつけておきたいものです。

起こってしまったときの対応リスト

　接続外れを発見したら、ドレーンをクランプし、ガーゼを当てておきます。再接続する場合は、ドレーンの逆行性感染を防ぐため、清潔操作で行います。再接続後は逆行性感染が起こっていないか、発熱や炎症反応上昇などの感染徴候に注意して観察しましょう。

④ 自然抜去・迷入・切断

愛知県がんセンター中央病院　手術部長　伊藤誠二
いとう　せいじ

予防のためのチェックリスト（図1）

- ☐ ドレーンは刺入部近くで緩みなく固定されているか
- ☐ ドレーンがねじれたり余計な力がかかって固定されていないか
- ☐ 固定部位によって、体動によるずれやねじれなどがないか
- ☐ ドレーン刺入部と排液バッグ間のルートの長さは適切か、必要十分な「遊び」があるか
- ☐ ルート途中に挟まって切れたり、引っかかって余計な力がかかるような危険因子はないか
- ☐ ドレーンの必要性についてのアセスメント…そのドレーンは必要か
- ☐ ドレーンによる不快感は減らせないか
- ☐ ドレーンの必要性に対する患者さんの理解度の評価と指導をしているか
- ☐ 患者さんの意識状態、認知機能を評価しているか

起こってしまったときの対応リスト

- ☐ 緊急処置の必要性についてをアセスメントする
- ☐ 抜去・切断部位の清潔を確保する（図2）
- ☐ 可能であればドレーンの再留置・位置修正・回収・交換を考慮する
- ☐ 自然抜去・迷入・切断の再発防止→予防のためのチェックリストへ

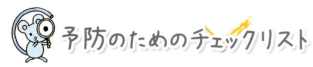 予防のためのチェックリスト

✳ ドレーンは刺入部近くで緩みなく固定されているか

　　　当然のことですが、必要なドレーンが自然抜去しないよう、適切に固定を行うことがドレーンの自然抜去や迷入を防止するためには重要です。観察のたびにこれらの固定が緩みなくされているかどうかを確認することで、自然抜去を防ぐことができます。

✳ ドレーンがねじれたり余計な力がかかって固定されていないか

　　　ドレーンの固定にあたって、ドレーンがねじれたり、引っ張られたり押し込んだりするような余計な力がかかって固定がされていると、ドレーンの自然抜去や迷入が起こりやすくなります。固定部分にこのようなねじれや余計な力がかかっていないかどうかを注意深くチェックすることが必要です。

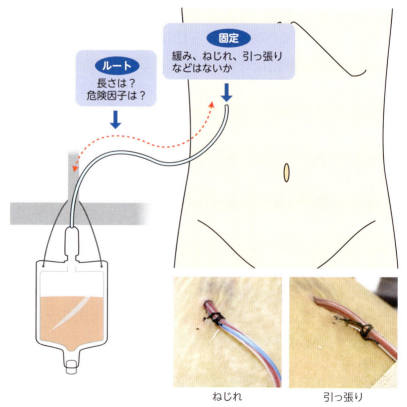

図1　自然抜去・迷入・切断トラブルの予防

✳ 固定部位によって、体動によるずれやねじれなどがないか

静止した状態では適切に固定されていても、固定の位置によっては、体動時に余計な力がかかったりねじれたりすることがあり、同じように自然抜去や迷入の原因になります。患者さんの動きを想定して、あるいは実際に動きをシミュレーションするなどして、体動時に位置変化が起こりにくいような固定の位置、固定の方向を選ぶことが重要です。

✳ ドレーン刺入部と排液バッグ間のルートの長さは適切か、必要十分な「遊び」があるか

ドレーン刺入部と排液バッグの間のルートは、通常、延長チューブなどで長さを調節しますが、短すぎると体動により引っ張られて自然抜去の原因となり、長すぎてもベッド柵や点滴台に引っかかったりして自然抜去の原因となります。患者さんの可動範囲よりも少し長い程度にするとよいでしょう。

✳ ルート途中に挟まって切れたり、引っかかって余計な力がかかるような危険因子はないか

ベッド周囲には、ベッド柵や、電動ベッドのヘッドアップ・ダウン、床頭台など、ドレーンが挟まれると強い力がかかってドレーン切断の原因となるようなものがいくつもあります。ドレーンのルートを刺入部から排液バッグまで、全長にわたって確認し、これらの危険因子が近くにないかを確認します。

✳ ドレーンの必要性についてのアセスメント …そのドレーンは必要か

消化器外科におけるドレーンは、予防的、診断的、治療的など、さまざまな重要な役割がありますが、不必要なドレーンを長期間留置することは、患者さんの苦痛となるばかりではなく、自然抜去や迷入・切断などのリスクを増やすことになります。これらのドレーントラブルを防ぐためにも、ドレーンの留置部位とその役割（予防・診断的ドレーンか、治療的ドレーンか）、ドレーン排液の性状や排液量などに常に気を配り、そのドレーンの必要性についてその都度評価を行い、不要なドレーンはできる限り早く抜去することも重要です。

✳ ドレーンによる不快感を減らせないか

ドレーンの留置や固定、それによる行動の制限は、患者さんの不快・苦痛となり、そのことがせん妄や危険行動を誘発することもあります。固定方法の工夫や

消化器外科 NURSING 2017 春季増刊

ルートの長さの調節、不要なドレーンの早期抜去などにより、できる限り患者さんの苦痛を減らすことは、ドレーンの自然抜去や切断などの事故を防止するためにも重要です。

✱ ドレーンの必要性に対する患者の理解度の評価と指導をしているか

患者さんのなかには、ドレーンの重要性の理解が十分ではない方もおり、この理解不足が危険行動の原因となる場合もあります。患者さんの理解度を評価し、必要な場合にはドレーンの重要性について説明、教育を行うことによって、ドレーンの自然抜去や切断などの事故防止に努めます。

✱ 患者さんの意識状態、認知機能を評価しているか

意識障害や認知機能の低下により、ドレーンの自然抜去・迷入・切断につながる危険行動が誘発されることがあります。患者さんの意識状態や認知機能を評価し、必要に応じて観察の強化や薬剤の使用を考慮することによって、ドレーンの自然抜去や切断などの事故防止ができることもあります。

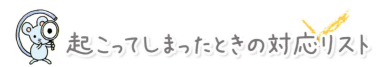

✱ 緊急処置の必要性についてをアセスメントする

まず、ドレーンの自然抜去・迷入・切断などに対して、ドレーンの留置部位、留置の目的などを考慮して、緊急の処置が必要かどうかを評価します。胸腔ドレーンなどは、緊急の再挿入が必要な場合もありますし、腹腔内ドレーンであっても、自然抜去後の時間経過により、再挿入が困難となる場合があります。引き続きドレーンの留置を継続する必要がある場合には、ある程度早めの対処が必要です。

✱ 抜去・切断部位の清潔を確保する

抜去・切断部位の清潔を確保することも重要です。通常、閉鎖式ドレーンが留置されていることが多く、ドレーンの自然抜去や切断により、外界に対してドレーン内部が開放されるため、逆行性感染の原因となることがあります。抜去部位や切断された断端を清潔に保つよう、必要に応じて消毒、滅菌ガーゼでの被覆を行います（図2）。

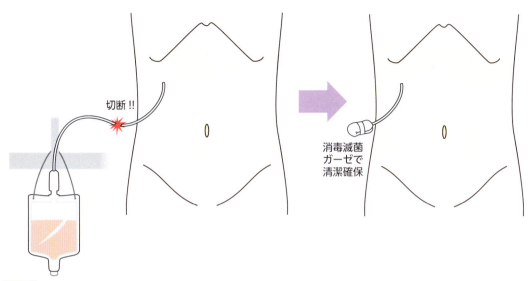

図2 抜去・切断部位の清潔の確保
抜去部位や切断された断端を清潔に保つよう、消毒滅菌ガーゼでの被覆を行う。

✴ 可能であればドレーンの再留置・位置修正・回収・交換を考慮する

　　　　ドレーンの必要性について評価し、引き続きドレーンの留置を継続する必要がある場合には、再留置・位置修正・回収・交換を依頼します。

✴ 自然抜去・迷入・切断の再発防止→予防のためのチェックリストへ

　　　　自然抜去・迷入・切断などの事故にはいろいろな要因が関与しますが、いったん発生した場合には事故が起こりやすい要因が持続する可能性があります。引き続きドレーンの留置が必要な場合には、前述した予防のためのチェックリストを参考にしつつ、再発防止に努める必要があります。

⑤ ドレーン閉塞

愛知県がんセンター中央病院　手術部長　伊藤誠二（いとう せいじ）

予防のためのチェックリスト （図1）

- ☐ ドレーンの刺入部から排液バッグに至る全長にわたって、ドレーンにねじれや折れがないか
- ☐ ドレーン排液に血腫や浮遊物がないか、ある場合には、ミルキングや洗浄は可能か
- ☐ ドレーン排液に血腫や浮遊物がある場合、接続部での通過障害はないか
- ☐ ドレーン排液の性状・量に急な変化はないか
- ☐ 自然落下ドレーンの場合、排液バッグの高さは適切か
- ☐ 吸引式ドレーンの場合、適切に吸引されているか

起こってしまったときの対応リスト （図2）

- ☐ 閉塞部位を評価する
- ☐ チューブの交換で対処可能かどうか検討する
- ☐ 緊急処置の必要性についてアセスメントする
- ☐ 可能であればドレーンの洗浄や交換を考慮する

予防のためのチェックリスト

✱ ドレーンの刺入部から排液バッグに至る全長にわたって、ドレーンにねじれや折れがないか

ドレーンにねじれや折れがあると、その部分でドレーン閉塞の原因となります。ドレーンにねじれや折れがあった場合には、固定の部位や方向を変更するように、適切に固定をし直す必要があります。

✱ ドレーン排液に血腫や浮遊物がないか、ある場合には、ミルキングや洗浄は可能か

ドレーン排液を定期的に観察し、血腫や浮遊物がないかどうかを確認します。これらが閉塞の原因になることがあるためです。血腫や浮遊物がある場合、適宜ミル

5章 ドレーントラブル対応

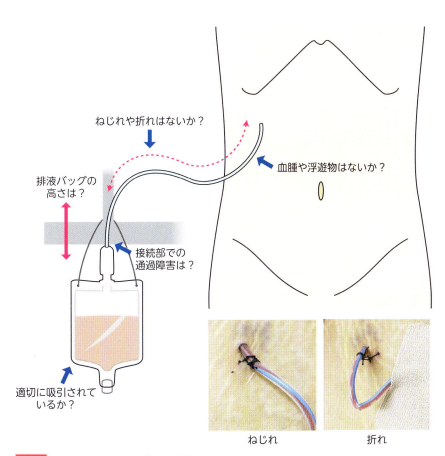

図1 ドレーン閉塞トラブルの予防

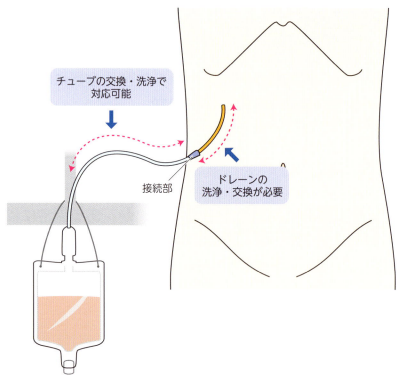

図2 ドレーン閉塞トラブルへの対応
ドレーン閉塞への対応は接続部を境に異なります。

キングを行ったり、洗浄したりすることで、ドレーン閉塞を予防できることがありますが、ミルキングや洗浄を行ってもよいかどうかは、ドレーンの刺入部位や、ドレーン留置部のスペースの有無、ドレナージが行われている腔の広がりの程度など、さまざまな因子によって異なりますので、医師に確認するとともに、チーム内でその情報を共有することが必要です。

＊ドレーン排液に血腫や浮遊物がある場合、接続部での通過障害はないか

　意外に盲点となるのがドレーンの接続部です。ドレーンの接続部は、チューブのほかの部分よりも口径が細くなっていることがあり、排液に血腫や浮遊物がある場合、接続部分で閉塞をきたすことがあります。また、洗浄や排液のために接続部分に三方活栓が取り付けられていることもありますが、血腫や浮遊物が多い場合には、この部分も閉塞の原因となることがあります。場合によっては接続の方法や三方活栓の必要性についての検討も必要です。

✳ ドレーン排液の性状・量に急な変化はないか

ドレーン排液量の変化にも注意が必要です。ドレーンの排液量が急に減少したり、日によって排液量にばらつきが大きい場合には、ドレーン閉塞の予兆であることがあります。もちろん、病状の改善によってドレーン排液量が減少することも多いので、ドレーン排液の性状や発熱、炎症所見などを総合的に判断する必要があります。

✳ 自然落下ドレーンの場合、排液バッグの高さは適切か

自然落下ドレーンの場合、排液バッグは挿入部位よりも低い位置となるようにします。これにより、ドレーン排液が挿入部位からバッグへ一方通行で流れ、ドレーンの閉塞や逆行性感染を防ぐことができます。

✳ 吸引式ドレーンの場合、適切に吸引されているか

吸引式ドレーンの場合には、吸引圧にも注意を払います。適切に吸引されていないと、ドレナージが十分にされなかったり、チューブ内にドレーン排液が滞留することによって、ドレーンの閉塞や逆行性感染を起こしたりすることがあります。

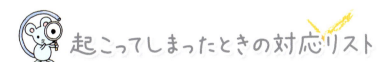

起こってしまったときの対応リスト

✳ 閉塞部位を評価する

「閉塞」といっても、いろいろな部位で起こることがあります。ドレーンそのものの閉塞であれば、洗浄やチューブの交換などの処置が必要になってきますが、接続されたチューブの交換のみであれば、チューブや排液バッグの交換のみで改善することもあります。

✳ チューブの交換で対処可能かどうか検討する

腹腔内ドレーンのように、一時的に開放してもかまわないドレーンであれば、清潔操作に気をつけながら、ドレーンとチューブや排液バッグの接続を外してみます。ドレーンからの排液がみられるようであれば、チューブや排液バッグを交換してみます。当然のことながら、胸腔ドレーンなど、陰圧を保つ必要がある場合には開放してはいけません。

✳ 緊急処置の必要性についてアセスメントする

ドレーンの閉塞に対して、ドレーンの刺入部位、留置の目的などを考慮して、緊急の処置が必要かどうかを評価します。ドレーンの閉塞の場合には、ドレーンの経路が確保されていますので、自然抜去や迷入の場合よりは、緊急処置を要することは少ないですが、閉塞によりドレナージが不十分となると、感染の発生や拡大をきたすことがありますし、感染や出血の発見の遅れなどにつながることがあります。

✳ 可能であればドレーンの洗浄や交換を考慮する

ドレーンの必要性について評価し、引き続きドレーンの留置を継続する必要がある場合には、洗浄による閉塞の解除やドレーンの交換を考慮します。

⑥ 刺入部の感染

愛知県がんセンター中央病院　手術部長　**伊藤誠二**
いとう　せいじ

予防のためのチェックリスト（図1）

- ☐ ドレーン刺入部や排液時に無菌的操作をしているか
- ☐ 自然落下ドレーンの場合、排液バッグの高さは適切か
- ☐ 持続吸引が行われている場合、適切に吸引されているか
- ☐ 開放式ドレナージの場合、ガーゼ交換の頻度は適切か

起こってしまったときの対応リスト（図2）

- ☐ 刺入部の感染かドレナージ不良かを検討する
- ☐ ドレーンの必要性について評価し、可能であれば抜去する
- ☐ 起炎菌同定のためのサンプルを採取する
- ☐ 可能であればドレーンの交換を考慮する
- ☐ 必要に応じて抗菌薬・鎮痛薬などの薬剤を投与する

予防のためのチェックリスト

✱ ドレーン刺入部や排液時に無菌的操作をしているか

膿瘍などを合併していなければ、基本的にドレーン内部は無菌状態です。ドレーンの感染を起こさないためには、排液や排液バッグの交換時など、ドレーン内部を開放する際には無菌操作を心掛けます。

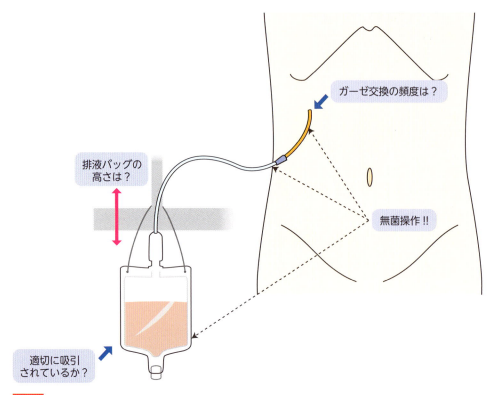

図1 刺入部の感染トラブルの予防

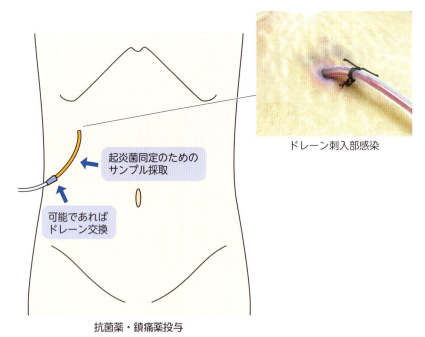

図2 刺入部の感染トラブルへの対応

✱ 自然落下ドレーンの場合、排液バッグの高さは適切か

チューブや排液バッグ内の内容液が逆流すると、逆行性感染のリスクが高くなりますので、自然落下ドレーンの場合、排液バッグはドレーン刺入部よりも低い位置に固定し、逆流が起こらないようにします。

✱ 持続吸引が行われている場合、適切に吸引されているか

持続吸引が行われている場合は、排液バッグの位置は必ずしもドレーン刺入部より低い位置とする必要はありませんが、適切な吸引圧がかかっていなければ、チューブや排液バッグ内の内容液が逆流して、やはり逆行性感染のリスクが高くなります。持続吸引器に接続されている場合や、携帯型の持続吸引システムが接続されている場合など、さまざまなパターンがありますが、いずれにしても適切に吸引圧がかかっているかを確認する必要があります。

✱ 開放式ドレナージの場合、ガーゼ交換の頻度は適切か

開放式ドレナージが行われている場合には、滲出液などをドレーンを通してガーゼに吸収させますが、滲出液が多すぎて刺入部から外側まで滲み出してくると、やはり刺入部感染のリスクが高くなりますので、排液量に応じて、適切な頻度でガーゼ交換を行う必要があります。

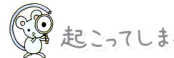
起こってしまったときの対応リスト

✱ 刺入部の感染かドレナージ不良かを検討する

ドレーン刺入部の周囲に発赤や硬結、排膿などを認めた場合に刺入部の感染を疑います。このような所見が得られた場合、多くは刺入部の感染ですが、ときに、ドレナージ不良のために、ドレーン周囲から膿が排出されて、同じような所見を呈することがあります。全身状態や発熱の有無や程度、炎症所見、ドレーン排液の性状や量の変化、刺入部以外の腹部所見なども参考にしながら、刺入部の感染としてよいのか、ドレナージ不良ではないのかを検討します（図3）。たとえば、刺入部の感染所見があまり高度ではないのに、発熱や全身の炎症所見が高度な場合、膿性のドレーン排液が急に減少した場合などは、ドレナージ不良の場合があります。

✱ ドレーンの必要性について評価し、可能であれば抜去する

上記とも関係しますが、刺入部感染の状況で、人工物であるドレーンを留置し

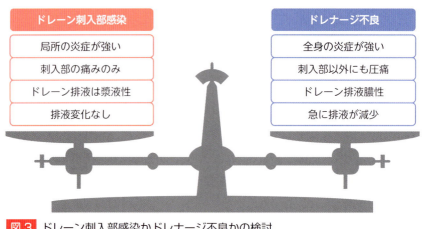

図3 ドレーン刺入部感染かドレナージ不良かの検討

続けると、感染のコントロールが困難なこともあります。ドレーンの留置部位や留置の目的、手術からの期間、全身状態、ドレーン排液の性状や排液量などを考慮して、そのドレーンを引き続き留置する必要があるかを評価し、可能であれば抜去します。

✱ 起炎菌同定のためのサンプルを採取する

必要に応じて抗菌薬投与などが行われることがありますが、抗菌薬による治療の際には、起炎菌の種類と薬剤の感受性を知ることがとても重要です。起炎菌の同定には時間がかかりますし、抗菌薬投与後に採取されたサンプルでは、適切に抗菌薬の感受性が評価できないこともありますので、抗菌薬の投与前に、起炎菌を同定するためのサンプルを採取しておくことも重要です。

✱ 可能であればドレーンの交換を考慮する

いったん感染したドレーンをそのまま留置し続けると、感染のコントロールが困難なこともあります。一方、手術からの日数が浅い場合には、瘻孔が十分に形成されておらず、ドレーンの交換が困難な場合もありますので、ドレーンを引き続き留置する必要がある場合には、ドレーンの留置部位や手術からの期間などを考慮し、可能であればドレーンの交換を行います。

✱ 必要に応じて抗菌薬・鎮痛薬などの薬剤を投与する

刺入部感染が明らかで、炎症が高度の場合、ドレーンの抜去や交換ができない場合には、抗菌薬投与や痛みに対する鎮痛薬投与も有効です。

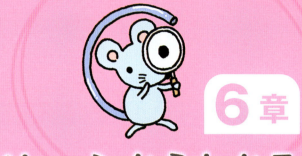

6章

ドレーンからわかる合併症への対応

① 縫合不全

慶應義塾大学医学部　外科学　一般・消化器外科　石田 隆（いしだ たかし）　北川雄光（きたがわ ゆうこう）

合併症チェックリスト

☐ いつごろ？

縫合不全とは消化管吻合部が、緊張や血流障害などで一部または全周に破綻をきたした状態を指します。通常、縫合不全は術後1週間以内に発生することが多くみられます。

☐ どのドレーン？

消化管吻合部近傍にドレーンが留置されていれば、下記に示す消化管内容の漏出が確認されます。消化器外科手術では、腹腔内に複数のドレーンが留置されることがしばしばあり、どのドレーン排液に問題があるかがきわめて重要です。

☐ 排液の性状は？

正常な術後経過では、ドレーン排液は漿液性で、リンパ液や腹腔内洗浄液などが含まれます。消化管の縫合不全が起こった場合、食道切除術や胃切除術後の場合は無色透明（唾液・胃液様）～胆汁混入（黄色）、大腸切除術後では茶色（腸液、便汁様）となります。また遺残膿瘍など腹腔内感染があると膿汁がドレナージされます。

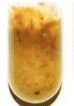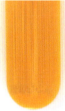

茶色（左：便汁様、右：腸液）
（文献1より転載）

☐ ほかの判別方法は？

排液観察は、視覚のみならず、嗅覚も用いて観察することが重要です（便臭・異臭がないか）。また、胆汁や膵液の判別には、それぞれドレーン排液のビリルビン値やアミラーゼ値が重要な情報となります。

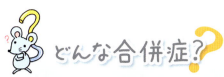
どんな合併症？

　腹腔内に消化管内容が漏れるので、腹腔内膿瘍や汎発性腹膜炎など腹腔内感染の原因となります。縫合不全はすべての消化管吻合に起こる可能性がありますが、縫合不全の頻度は、食道再建や大腸吻合、膵腸吻合で高い傾向にあり、これらは重篤化することがあるので、特に注意が必要です（図1）。

　縫合不全は腹腔内の感染と炎症を引き起こすため、それに伴う発熱や腹痛が出現します。縫合不全箇所が小さく周囲への消化液の漏出が少ない場合やドレナージが良好な場合は、バイタルサインや腹部症状に劇的な変化がみられることはありません。しかし、縫合不全箇所が大きく周囲への消化液の漏出が多い場合は、汎発性腹膜炎から敗血症を併発し、敗血症性ショックなどのきわめて重篤な状態に移行することがあるので、特にバイタルサインに厳重な注意が必要です。

　なお、敗血症は下記の4項目のうち、2つ以上を満たすものと定義されています。

- 体温が38℃以上または36℃未満
- 心拍数が90拍/分以上
- 呼吸数が20回/分以上または$PaCO_2$が32 mmHg未満
- 白血球数が12,000個/μL以上または4,000個/μL未満，もしくは幼若型が10％を超える。

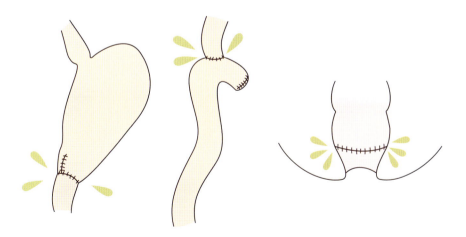

図1　縫合不全（イメージ図）

なぜその合併症がその時期に発生するのか

縫合不全は術後1週間以内に発生することが多いです。吻合部の癒合は、縫合糸や縫合器による「力学的癒合」と、組織の生着による「組織学的癒合」によりなされます[2]。吻合部の緊張や血流障害、もしくは創傷治癒遅延因子（糖尿病、低栄養、ステロイド投与など）があると、組織学的癒合が十分になされず、縫合不全の原因の一つになると考えられています[2]。

どのドレーンから排出されるか

消化管吻合部近傍に留置されたドレーンから、腸液や便汁の流出を認めます。ドレーンを留置する目的は、①後述する術後出血や縫合不全などを早期に発見するため（情報ドレーン）、②浸出液などを排除するため（予防的ドレーン）、③縫合不全や腹腔内膿瘍が発症した際にドレナージを期待するため（治療的ドレーン）の3つがあります。

排液の性状

消化管の縫合不全が起こった場合、食道切除や胃切除術後の場合は無色透明（唾液・胃液様）〜胆汁混入排液（黄色、図2）[3]、大腸切除術後では茶色（腸液、便汁様）となります（図3）[1]。また6章3「膵液漏」（p.189）の項目で後述しますが、膵切除術後の縫合不全による膵液漏では、発症直後は漿液性から淡血性ですが、感染を伴うと灰白色から徐々に粘稠な性状へと変化します。

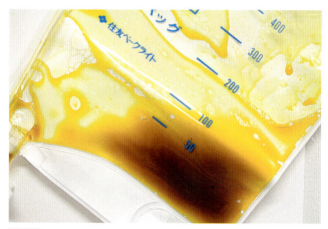

図2 胆汁混入排液

（文献3より転載）

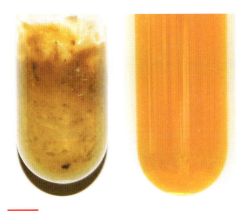

図3 大腸切除後のドレーン排液
左：便汁様、右：腸液様
（文献1より転載）

✱ ほかの判別方法

排液の便臭や異臭の有無を確認します。また、胆汁漏や膵液漏を疑う場合には、ドレーン排液のビリルビン値やアミラーゼ値が重要な情報となります（6章3、4を参照）。

発生後にどう対応するの？

✱ 合併症発症時にドクターコールは必要か

縫合不全は汎発性腹膜炎や敗血症を引き起こす可能性のある重篤な疾患です。緊急手術も含めた迅速かつ適切な対処が不可欠であり、縫合不全が疑われる場合は、速やかなドクターコールが必要です。

✱ 合併症発症後にナースは具体的にどのような対応をすべきか

バイタルサインを測定し、腹部所見［特に腹膜刺激徴候（筋性防御や反跳痛、圧痛など）の有無］を確認し、ただちに医師に報告します。例えば、体温が38℃以上、収縮期血圧が90 mmHg以下、心拍数が100拍/分以上、呼吸数が20回/分以上のうち、複数項目を満たす場合には、より緊急性が高い状態と考えられます。緊急採血の準備や、必要に応じてドレーン排液の培養検査、ドレーンの生化学検査（ビリルビンやアミラーゼ値など）の準備をします。腹膜炎や腹腔内膿瘍の評価のため、CT検査を行う可能性もあります。また、縫合不全や腹膜炎の状況によっては、緊急手術を行う可能性もあり、手術も念頭に置いた準備が必要です。手術を行

わない場合は、膿瘍ドレナージや、保存的加療（禁飲食・補液・抗菌薬）が選択されます。

　一般に、術後比較的早期（4〜5日目以内）では、吻合部と周囲組織の癒着が十分になされておらず、縫合不全により漏出した消化液が腹腔内に広範に広がることがあります。汎発性腹膜炎を呈した場合には、緊急手術（腹腔洗浄ドレナージや人工肛門造設術）が考慮されます。

参考文献

1）滝沢一泰ほか. ドレーン排液まるわかりノート. 消化器外科ナーシング. 21(6), 2016. 510-20.
2）丸山圭一ほか. 消化管吻合の歴史と癒合のメカニズム. 臨床外科. 70(10), 2015. 1188-95.
3）鍋島一仁. "胆汁漏". 消化器外科のドレーン看護—速習・速しらべBOOK. 消化器外科ナーシング春季増刊. 瀬戸泰之. 大阪, メディカ出版, 2015. 75.
4）小林美奈子ほか. 結腸・直腸がん手術. プロフェッショナルがんナーシング. 3(4), 2013. 340-3.

② 術後出血

慶應義塾大学医学部　外科学　一般・消化器外科　石田 隆　北川雄光

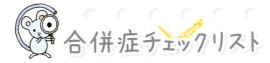

☐ いつごろ？

術後出血の多くは、24時間以内にみられます。ただし、後述する膵液漏に関連する術後出血は遅発性で、膵液漏と診断後、1〜2週間後に出現することもあります。

☐ どのドレーン？

消化器外科手術では、腹腔内に複数のドレーンが留置される場合があり、どのドレーン排液性状が血性であるかが、きわめて重要な情報となります。

☐ 排液の性状は？

術後出血では、鮮紅色や赤色の排液がみられます。それまでとは異なる血性排液を認めた場合には、まず術後出血を疑う必要があります。時間あたりの量の変化にも注意が必要です。また、すべての出血がドレーンから排出されるとは限らず、血液が腹腔内に貯留する場合もあり、腹部の膨満がないかも同時に観察が必要です。

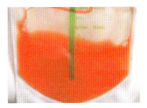

赤色
（文献1より引用）

☐ ほかの判別方法は？

術後出血を疑った場合は、まずバイタルサイン（血圧、心拍数、呼吸数など）の確認や医師への連絡を行う必要があります。採血による貧血などのチェックや、場合によっては輸血や緊急血管造影、緊急手術の準備も要することがあります。術後出血は、早期発見およびその後の迅速かつ適切な対応が、直接的に生命予後にかかわることを念頭に置かなければなりません。

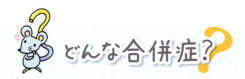

原因

　手術後、何らかの原因により血管壁が破綻することで出血をきたします。通常は、出血が起こると血管収縮が起こり、止血機構［一次止血（血小板活性化・凝集）、二次止血（フィブリンによる血栓の安定化）］が働きます。小血管であればこの止血機構により自然止血が期待されますが、大血管の破綻や出血傾向のある患者さんでは術後出血を呈することがあります（図1）。

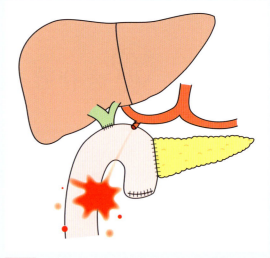

図1　術後出血（イメージ図）

症状

　出血の量によりバイタルサインに変化が起こります。まず頻脈が起こり、多量の出血になれば血圧低下からショック状態に陥ります。ドレーンからすべての出血が排出されるとは限らず、ドレーン内腔が凝血塊により詰まることがあります。ドレーン排液が急激に減少した場合には、ドレーン閉塞の可能性を常に考慮する必要があります。ドレーン閉塞が起こった場合には、腹腔内に血液が貯留するため、腹部膨満が出現することがあります。

✻ なぜその合併症がその時期に発生するのか

　前述のとおり、大血管の破綻や出血傾向（血小板減少や凝固能の低下）があると、止血機構が十分に働かず、術後出血を呈します。膵液漏に関連する遅発性の術後出血は、6章3「膵液漏」（p.189）の項で後述します。

✻ どのドレーンから排出されるか

　膵切除術、肝切除術、食道切除術、胃切除術、大腸切除術など、すべての消化器外科手術で起こりえます。複数の腹腔ドレーンが留置されている場合には、どのドレーン排液が血性かがきわめて重要な情報となります。

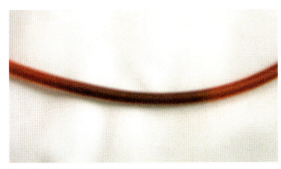 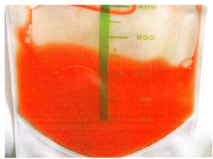

図2 ドレーン排液
左：血性、右：淡血性
（文献1より転載）

✱ 排液の性状

通常では術後のドレーン排液は、血性→淡血性→淡々血性と、継時的に薄くなりますが、術後出血では、鮮紅色や赤色の排液が持続します（図2）[1]。新鮮血の場合には動脈性出血を、暗赤色の場合には静脈性の出血か陳旧性（遅発性）の出血を考えます。また、量が少量でも急に性状が血性になった場合には、術後出血の徴候である場合があります。

✱ ほかの判別方法

術後出血では、凝血塊によりドレーン閉塞をきたすことがあるため、量や性状とともに、ドレーン内腔の観察も必要です。適宜ミルキングを行います。また血球成分の多い血性の排液か、腹水などの浸出液が多い血球成分の少ない排液かを見極めるため、排液のヘマトクリット値を測定することもあります。

発生後にどう対応するの？

✱ 合併症発症時にドクターコールは必要か

血性排液が100 mL/時以上みられた場合には、バイタルサインを測定［頻脈（100拍/分以上）、血圧低下（収縮期血圧90 mmHg以下）、尿量低下に注意］し、迅速にドクターコールを行います。また、6章3「膵液漏」（p.189）の項目で説明するように、膵液漏に関連する出血は、重大な出血をきたす前に、排液がわずかに血性に変わることがあります（「おしるし」と呼ばれることがあります）。「おしるし」があった場合も、速やかなドクターコールが必要です。

✳ 合併症発症後にナースは具体的にどのような対応をすべきか

　　出血量を正確に推測するため、ドレーン排液量の測定とともに、バイタルサインの頻回の測定、心電図モニタ・パルスオキシメータの装着、採血による貧血の確認や補液ルートの確保、準備を行います。緊急性が高い場合には、輸血が必要になる可能性を考慮し、クロスマッチ採血も同時に行うとスムーズです。出血の状況により、緊急開腹止血術が必要となる症例もあります。術後出血は、早期発見およびその後の迅速かつ適切な対応が、直接的に生命予後にかかわることを常に念頭に置かなければなりません。

参考文献
1）渡邉学ほか. 肝がん手術. プロフェッショナルがんナーシング. 3(4), 2013, 344-7.

③ 膵液漏

慶應義塾大学医学部 外科学 一般・消化器外科 石田 隆　北川雄光

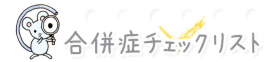

☐ いつごろ？

術直後から術後2～3週目ごろまで、膵液漏はさまざまな時期に認められます。

☐ どのドレーン？

膵液漏は、膵切除後だけでなく、膵周辺のリンパ節郭清を伴った胃切除術や脾臓摘出術などでも起こる可能性があります。膵液漏の早期発見のため、膵頭十二指腸切除後では膵空腸吻合部やウインスロー孔ドレーン、膵体尾部切除後では膵断端ドレーンが留置されます。

☐ 排液の性状は？

膵液漏発症直後は、漿液性～淡血性であることが多く、肉眼的には鑑別困難なこともあります。ただし、感染を伴うと白色～黄白色となり、徐々に粘稠なものへと変化します。

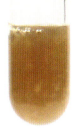

黄白色
（文献1より引用）

☐ ほかの判別方法は？

排液中のアミラーゼ値測定が行われます。後述するとおり、膵液漏の診断基準は、「ドレーン排液量にかかわらず、血清アミラーゼ値の3倍以上の排液アミラーゼ値が術後3日以上持続するもの」と定義されています[2]。

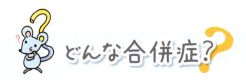

原因

　膵液漏は、膵液が腹腔内に漏出している状態を指します（図1）。膵切除後だけでなく、膵周辺のリンパ節郭清を伴った胃切除術や脾臓摘出術などでも起こる可能性があります。膵液の漏れる量から、膵切除後の太い膵管からの大量の膵液漏をメジャーな膵液漏、胃がんでの膵周辺のリンパ節郭清などに伴った少量の膵液漏をマイナーな膵液漏と呼ぶことがあります。

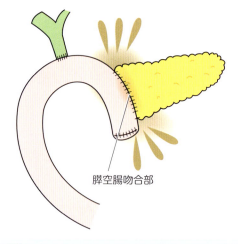

図1　膵頭十二指腸切除術後の膵液漏（イメージ図）

（膵空腸吻合部）

症状

　膵液漏が完全にドレナージされていれば、バイタルサインや腹部症状に大きな変化がないことが多いですが、腹腔内に漏出した膵液が感染を伴い腹腔内で活性化した場合には、6章1、2で述べた縫合不全や術後出血をきたすことがあります。膵液漏は、敗血症性ショックや出血性ショックといったきわめて重篤な病態を招く可能性がある疾患といえます。

✳ なぜその合併症がその時期に発生するのか

　膵液は豊富なタンパク分解酵素を含んでおり、腹腔内に漏出すると、周囲組織や血管壁を溶かします。血管壁がもろくなると、仮性動脈瘤が形成され、これが破綻すると腹腔内に大出血を起こします。また、吻合部組織が浸食されると縫合不全の原因となります。このタンパク分解酵素は腸液と接触すると活性化されるため、縫合不全により、さらに膵液が活性化されるという悪循環を起こします。

✳ どのドレーンから排出されるか

　前述のとおり、膵液漏は膵切除後だけでなく、膵周辺のリンパ節郭清を伴った胃切除術や脾臓摘出術などでも起こる可能性があるため、それぞれの術式で膵臓近傍にドレーンが留置されます。具体的には、膵頭十二指腸切除後では膵空腸吻合部

やウインスロー孔ドレーン、膵体尾部切除後では膵断端ドレーン、胃切除術後では膵上縁ドレーンや、左横隔膜下ドレーンなどが留置されます。

✱ 排液の性状

感染を伴った膵液は白色〜黄白色に混濁したやや粘稠な性状となります。この混濁は組織が膵液により鹸化したり融解したりしたものです（図2）[1]。

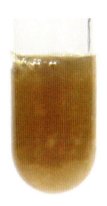

図2 感染を伴った膵液漏（ドレーン排液）
（文献1より転載）

✱ ほかの判別方法

ドレーン排液の性状変化から膵液漏を疑ったら、ドレーン排液のアミラーゼ値を測定します。膵液漏の診断基準は厳密には、「ドレーン排液量にかかわらず、血清アミラーゼ値の3倍以上の排液アミラーゼ値が術後3日以上持続するもの」と定義されています[2]。臨床的に特に問題となるメジャーな膵液漏は、アミラーゼ値が5,000 U/L 以上であれば可能性は高く、10,000 U/L 以上であればほぼ確実と考えられます。

発生後にどう対応するの？

✱ 合併症発症時にドクターコールは必要か

膵液漏のみではすぐに生命にかかわる状態に陥ることは少ないですが、動脈性出血や腸管穿孔、縫合不全などが併発した場合は緊急性が非常に高く、迅速なドクターコールが必要です。また、膵液漏と診断されている状況で、ドレーン排液に少量でも血液が混じった場合には、重大な出血の徴候であることがあり、速やかなドクターコールが必要です。

✱ 合併症発症後にナースは具体的にどのような対応をすべきか

膵液漏による術後出血をきたした場合には、6章2「術後出血」（p.185）の項で説明したとおり、ドレーン排液量の計測、バイタルサインの測定、モニタの装着、補液ルート確保、採血、輸血の準備を行います。状況に応じて、血管造影検査にて出血源となっている破綻血管や仮性動脈瘤を特定し、コイリングなどの塞栓術で止血を試みます。

また感染を伴った膵液漏により、消化管の縫合不全をきたし、汎発性腹膜炎を呈した場合には、緊急開腹手術が考慮されることがあります。

　保存的加療が選択される場合には、絶飲食、抗菌薬、ドレーン排液の培養検査が行われます。

　また、漏出した膵液を希釈するためドレーン洗浄や、膿瘍腔の広がりを確認するためのドレーン造影検査やドレーン交換が行われます。

参考文献 --
1）滝沢一泰ほか. ドレーン排液まるわかりノート. 消化器外科ナーシング. 21(6), 2016, 510-20.
2）Bassi, C. et al. Postoperative pancreatic fistula : an international study group(ISGPF)definition. Surgery. 138(1), 2005, 8-13.
3）三浦文彦ほか. 胆道がん手術. プロフェッショナルがんナーシング. 3(4), 2013, 348-51.

④ 胆汁漏

名古屋大学大学院医学系研究科 消化器外科学　杉本博行　小寺泰弘

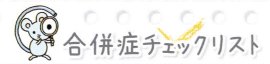

☐ いつごろ？

手術直後から起こる場合もありますが、はじめは胆汁漏が起きているかがわからずに術後数日してからはっきりしてくることもあります。また、一度ドレーンを抜いた後や退院後に発生する遅発性胆汁漏もあります。

☐ どのドレーンから？ どんなときに？

主に右横隔膜下ドレーンや肝離断面ドレーン、ウインスロー孔ドレーンから排出されます。肝切除（肝細胞がんや転移性肝がん手術）や胆管切除（胆管がんや膵がん手術）、胆嚢摘出術後に起こります。肝断端の胆管の枝から漏れる場合や総胆管が傷付いて漏れる場合、胆管空腸吻合部の縫合不全により漏れる場合があります。

☐ 排液の性状は？

黄色透明でとろっとした液体が排出されます。感染を伴うと緑色になったり、どろっとしたり、くさいにおいがします。

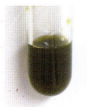

緑色

☐ ほかの判別方法は？

- 腹痛
- 発熱（38℃以上）
- 腹水中総ビリルビン値≧血清総ビリルビン値の3倍

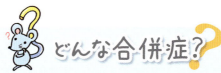

　胆汁漏は肝臓や胆道（胆嚢や胆管）の手術後に起こる合併症です。胆汁は本来おなかの中に漏れてはいけないものですが、それが漏れてしまったものが胆汁漏です（図1）。胆汁はそもそも無菌ですが消化液であるため刺激性が強く、おなかの中に漏れると胆汁性腹膜炎を起こし痛みや熱が出ます。適切なドレナージが行われれば熱や痛みは改善します。

　純粋な胆汁が漏れている場合には高熱を伴わない場合がありますが、感染を伴う胆汁漏の場合には高熱（38℃以上）が出ます。胆管空腸吻合縫合不全による胆汁漏の場合には腸液と混じるため感染を伴うことが多くなります。さらに胆管にも細菌が入りやすくなり胆管炎を合併することが多くなります。その場合は容易に菌血症となり悪寒戦慄を伴う高熱が出ます。血圧低下、頻脈を伴う場合は敗血症性ショックの病態であり、すぐに医師へ連絡し指示を仰ぐ必要があります。厳重な全身管理とともに適切なドレナージと抗菌薬治療が必要です。

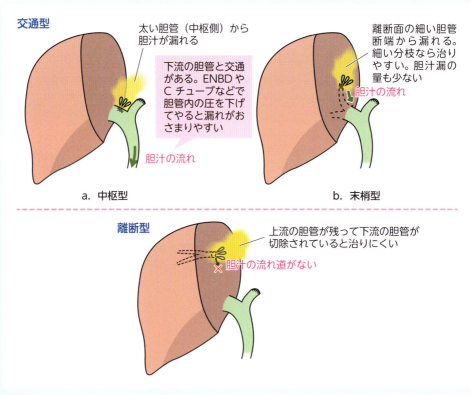

図1　胆汁漏の種類とメカニズム

交通型：胆汁漏の部位と下流の胆管（もしくは消化管）と交通があるもの
離断型：胆汁漏の部位と下流の胆管（もしくは消化管）と交通がないもの

なぜその合併症がその時期に発生するのか

　手術中には当然胆汁が漏れていないことを確認しますが、気付かないこともあります。また術中に気付いて修復したつもりでも修復しきれていなかった場合もあります。その場合には術直後から胆汁漏を認めます。

　また、胆管空腸吻合部の縫合不全が原因となることがあります。肝門部領域胆管がんの場合には肝内の細い胆管と腸をつながないといけないことがあり、手技的に難しくなり胆汁漏の可能性が高くなります。手術直後に胆汁漏を認める場合は手術時の操作が原因であることが多く、手術記録で胆管を修復しているような場合は要注意です。

　多くは手術直後にはみられなかった胆汁漏が数日後にはっきりしてきます。縫合不全が明らかになってくる時期でもあり、また食事をとることにより胆汁分泌が増える時期でもあります。

　そのほかに、遅発性胆汁漏といって、ドレーン抜去後10日〜2週間ぐらいして熱や痛みでわかることがあります。これは胆管分枝の縫合部や結紮部、肝離断面の治癒が不良であった場合（たとえば感染した場合や術中に熱損傷を起こした場合）に起こります。

どのドレーンから排出されるか

　胆汁漏は胆管の損傷部（胆管空腸吻合部を含む）から胆汁が漏れます。そこに最も近いドレーンから胆汁が出てきます。ドレーンの位置が胆管損傷部から遠い場合には胆汁漏が見つかるのが遅くなることもあります。右横隔膜下ドレーンはときに損傷部から離れていますが、背中側の最も低い位置に置いてあるためです（ドレーンは排液がたまりやすい部分に置くため、吻合部から離れたところに置く場合もあります）。

排液の性状

　胆汁は黄色透明でやや粘稠な液体で、成分はビリルビン、胆汁酸、コレステロール、リン脂質（レシチン）などとナトリウム、塩化物イオンなどの電解質です。膵液と違い消化酵素はありません。1日に約600mLほど産生されます。ビリルビンは黄色ですが、酸化するとビリベルジンに変化し緑色となります。腸管を切除しない手術の胆汁漏では黄色透明でとろっとした排液になるのはこのためです。ただし、放置しておくと酸化して緑色になります（図2）。腸液と混じったり感染を合併しているような場合にははじめから緑色となったり、どろっとした排液になります。またくさいにおいがすることがあります。

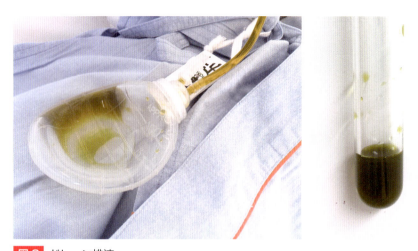

図2 ドレーン排液
左：胆汁漏、右：酸化胆汁漏

＊ ほかの判別方法

　　遅発性胆汁漏の場合にはドレーンが留置されていないことが多く、痛み（右上腹部痛や関連痛で起こる右肩痛）や発熱に注意する必要があります。脂肪分の多い食事をした後に痛みが起こったという場合には特に注意が必要です。ドレーン排液の色だけで判別できないときは排液中の総ビリルビン値を測定します。腹水中の総ビリルビン値が血清総ビリルビン値の3倍以上の場合、胆汁漏の可能性が高いです。

発生後にどう対応するの？

＊ 合併症発症時にドクターコールは必要か

　　手術後に初めて胆汁漏に気が付いた場合、状態が安定していれば緊急でドクターコールをする必要はありません。胆汁漏がしばらく持続し、感染を伴っている（どろっとしてくさい）場合には菌血症に注意する必要があります（図3）。悪寒、戦慄を伴う高熱が出た場合には、血圧、脈拍、呼吸数をチェックし、ショックが疑われる場合にはただちにドクターコールする必要があります。

＊ 合併症発症後にナースは具体的にどのような対応をすべきか

　　どのドレーンからどのような性状のどれだけの量の胆汁が出ているかを確認する必要があります。薄い黄色い排液の場合には胆汁なのか、腹水なのかがわからないことがあります（血液が分離すると黄色く見えることがあり、もともと黄疸がある

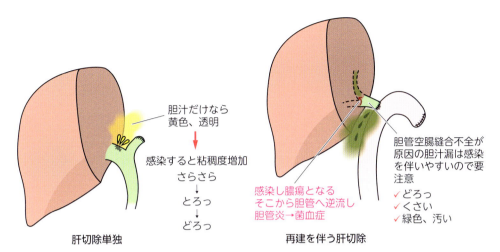

図3 感染を伴う胆汁漏とその対応
排液が「どろっ！」「くさっ！」「汚ない！」となれば感染の可能性が高い。
菌血症に要注意：手術記録で胆管空腸吻合がされているか確認する。

場合には腹水そのものが黄色く見えます）。その場合には排液をコップに入れたり、ガーゼに垂らしたりして色や粘稠度をよく観察することが必要です。肉眼的にわからない場合には検査に出します。胆汁漏の診断基準の一つに"血清ビリルビン値の3倍以上の排液ビリルビン値が術後3日目に認められる"というものがあります。胆汁漏の診断が付いた後は、ドレーン排液の性状観察とともに、ドレーンが詰まっていないかどうか、位置がずれたりしていないかどうかをしっかり確認することが大切です。排液の色が変化したり、急に量が減ったりする場合にはドレナージ不良となっていることが多く、ドレーンが折れ曲がっていないかどうか、接続部で詰まっていないかどうか、排液バッグの位置が適切かどうかを確認します。また熱や痛みの症状をしっかり観察する必要があります。ときに胆汁漏は難治性となることもあり、長期ドレーン留置となる場合があります。ドレーン管理法（チューブの固定法や排液バッグの位置、排液方法など）について患者さんに説明できるようになるとよいでしょう。

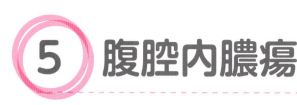

名古屋大学大学院医学系研究科 消化器外科学　杉本博行　小寺泰弘
　　　　　　　　　　　　　　　　　　　　　すぎもと ひろゆき　こでら やすひろ

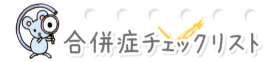

☐ いつごろ？

消化管縫合不全に伴って起こることが多く、縫合不全が明らかとなってくる術後3〜4日後ごろから発生します。そのほかに、ドレーンを抜いた後でも細菌がその場所に残っていると膿瘍を形成することがあります。

☐ どのドレーンから？　どんなときに？

主に消化管吻合部近くに置いたドレーンから膿が出てくることによって診断されます。吻合部近くのドレーンから膿が出た場合には縫合不全を第一に考えます。また消化管穿孔（十二指腸潰瘍や虫垂炎、大腸穿孔など）の手術では穿孔部付近に置いたドレーンや左右横隔膜下や傍結腸溝、ダグラス窩などに置いたドレーンから膿が出てきます。腹腔内に細菌が残存し、ドレナージが悪いか抗菌薬が効いていない場合に膿瘍が形成され、いちばん近いドレーンから膿性排液が出てきます。

☐ 排液の性状は？

縫合不全に伴う膿瘍は、吻合部によって性状は違いますが、どろっとして濁ったくさい排液（膿）です。胆管空腸縫合不全では胆汁が混じり黄色、膵空腸縫合不全では膵液が混じり灰白色、下部消化管縫合不全では便が混じり黄色で便臭のする膿となります。

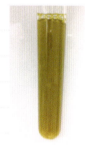

胆汁混じりの黄色

☐ ほかの判別方法は？

- 熱型（弛張熱）
- 腹痛
- 関連痛（横隔膜下膿瘍の場合）
- 白血球、血小板、CRP、プロカルシトニン（細菌感染の場合に上昇）

どんな合併症？

　腹腔内膿瘍とは腹腔内に膿が貯留した状態です。腹腔は腹膜に包まれた空間で通常は無菌です。しかし消化管内には腸内細菌が生息し、皮膚には常在菌がいます。消化器外科手術では腹壁を切開することにより皮膚の常在菌が腹腔内に侵入したり、腸管を切除する場合には腸管内の細菌が侵入したりすることがあります。術中には大量の生理食塩水で腹腔内や皮膚を洗浄し手術中の細菌感染を予防します。しかし、細菌の腹腔内への侵入は術中のみでなく術後にも発生します。多くは消化管吻合部の縫合不全に起因し吻合部周辺や腹腔内の液体が貯留しやすい部位（寝ているときに重力でたまりやすい部位が決まっています。左右の横隔膜下やモリソン窩、ダグラス窩、傍結腸溝などです）に膿瘍を作りますが、ドレーン刺入部の皮膚から逆行性に腹腔内に広がり膿瘍となる場合もあります（図1）。手術後以外では虫垂炎の穿孔や大腸穿孔、十二指腸潰瘍穿孔、胆嚢炎などの疾患で発生します。

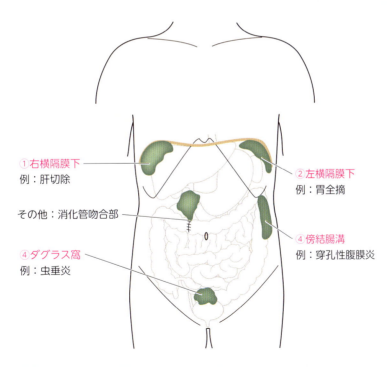

図1　腹腔内膿瘍ができやすい箇所
手術で切除した部位、消化管吻合部、腹腔内の低い位置にできやすい

なぜその合併症がその時期に発生するのか

腹腔内膿瘍は手術直後に起こることはありません。消化管縫合不全が発生した場合でもドレナージが良好であれば膿瘍を作ることなく治癒していきます。ドレナージが十分でないと、腹腔内で細菌が繁殖し膿瘍を作ります。そのため腹腔内膿瘍が形成されてくるのは術後数日経過してからです。穿孔性腹膜炎の場合は、手術中に腹腔内に細菌が残存しないように大量の生理食塩水で洗浄し、腹腔内の液体が貯留しやすい部位にドレーンを留置し、適切な抗菌薬を使用しますが、それらが十分でない場合に膿瘍ができます。

どのドレーンから排出されるか

通常は縫合不全が起こった部分の近くに置いたドレーンから膿が出てきます。しかし、ドレーンで浸出液がすべて引ききれないと縫合不全部から離れた部分で貯留し、さらに細菌が増殖し膿瘍ができます。貯留しやすい部位はある程度決まっており、臥位になったときに腹腔内の最も低い位置になる横隔膜下やダグラス窩、傍結腸溝などです。ドレーンの排液が少量であるにもかかわらず発熱が持続する場合には、ドレナージ不良でドレーンから離れた部位で膿瘍ができている可能性があります。

排液の性状

膿瘍の多くは消化管縫合不全もしくは穿孔が原因のため腸内細菌が感染しています。また細菌が腹腔内で増殖するため、ドレーンから出てくる排液は粘稠度が高く、どろっとしており、壊死物質や腸内残渣などの固形物も混じり、くさいにおいがします（図2）。感染がコントロールされてくるとにおいも減り、粘稠度も減ってきます。

ほかの判別方法

腹腔内膿瘍は感染を伴うため高熱が出ることが多く、特に夕方から夜にかけて連日高熱が出ます（弛張熱）（図3）。横隔膜下膿瘍の場合は、腹痛以外に肩の痛みを訴えることがあります（関連痛）（図4）。また微熱が続き、採血で白血球や血小板の上昇、CRPの上昇が遷延している場合には腹腔内膿瘍を形成している場合があります。また細菌感染を伴うとプロカルシトニン値が上昇します。

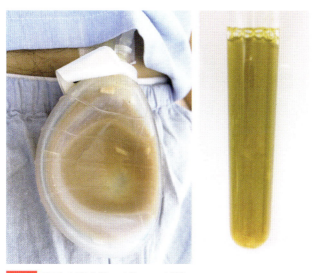

図2 腹腔内膿瘍時のドレーン排液

左：腹腔内膿瘍、右：胆汁が混濁した膿瘍

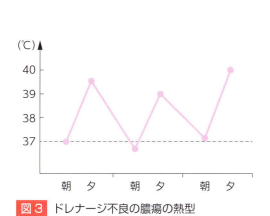

図3 ドレナージ不良の膿瘍の熱型

弛張熱。朝より夕・夜にかけて高熱

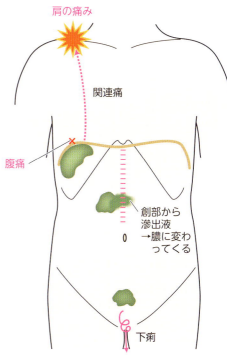

図4 腹腔内膿瘍で起こる症状

腹腔内膿瘍の症状。周囲に炎症が広がりさまざまな症状（肩痛、腹痛、下痢、滲出液など）が出る

6章 ドレーンからわかる合併症への対応

消化器外科 NURSING 2017 春季増刊 201

発生後にどう対応するの？

✳ 合併症発症時にドクターコールは必要か

体温、血圧、脈拍、呼吸数を測定し状態が安定していれば緊急でドクターコールをする必要はありません。ただし、敗血症を伴う場合も多く、悪寒、戦慄を伴う高熱で、低血圧［90 mmHg 以下（通常の血圧に比べ 40 mmHg 低下）］、頻脈（130 回/分以上）、頻呼吸（30 回/分以上）があるような場合にはただちにドクターコールをします。

✳ 合併症発症後にナースは具体的にどのような対応をすべきか

どのドレーンからどのような性状（色、粘稠度、におい、量）の膿が出ているかを確認する必要があります。ドレーン排液の性状観察とともに、ドレーンが詰まっていないかどうか、位置がずれたりしていないかどうかをしっかり確認することが大切です。ドレーンが閉塞すると膿が体の中で再度たまってしまうため、いったん解熱した後でも再度発熱します。熱が出ているような場合にはドレーンからの排液が減っていないかどうかを十分確認してください。

膿瘍ドレーンは排液の粘稠度が高く、固形物も混じっているため詰まりやすいのでミルキングをしっかり行うことや、排液が悪い場合には医師に相談してドレーン洗浄もしくは交換を行う必要があります。急に高熱が出た場合には血液培養や採血検査が必要かどうか指示を仰ぎます。また膿瘍形成に伴い、周囲組織に炎症が波及することがあります。近くに血管があると、血管壁が破れ出血することがあります。ドレーン排液の色が赤く変化してきた場合には要注意で、医師に相談するとよいでしょう。動脈が破れると大出血することもあります。その場合には緊急でドクターコールをする必要があります。

6 乳び漏

名古屋大学大学院医学系研究科 消化器外科学　杉本博行　小寺泰弘

合併症チェックリスト

☐ いつごろ？

多くは食事開始後にみられます。特に脂質の量が多い食事をとり始めると明らかになってきます。

☐ どのドレーンから？ どんなときに？

乳び腹水は腹腔内に置いたどのドレーンからも出てきますが、上腹部手術、特に大動脈周囲のリンパ節を切除する手術後に起きやすい合併症です。また、食道がんの手術では胸腔ドレーンから乳び胸水がみられます。

☐ 排液の性状は？

乳びはその名のとおり乳白色に濁った排液です。

乳白色
（文献1より転載）

☐ ほかの判別方法は？

- 食事との関連チェック（脂肪分の多い食後に量は増え、色が濃くなる）
- 胸腹水中トリグリセリド値≧ 110 mg/dL

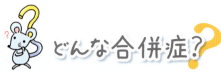

どんな合併症？

　乳び漏とはリンパ管の損傷（消化器がん手術の場合はリンパ節郭清による）のために、リンパ管から乳びが漏れるものです（図1）。なお乳びとは主に胸管を通過する脂肪成分に富んだ乳白色のリンパ液のことです。乳び漏になると食事の摂取とともに、特に脂肪分の多い食事をすると量が増え、色も濃くなります。1日に1,000 mL以上出ることが多く、栄養状態が悪化します。ときに感染を伴うこともあります。

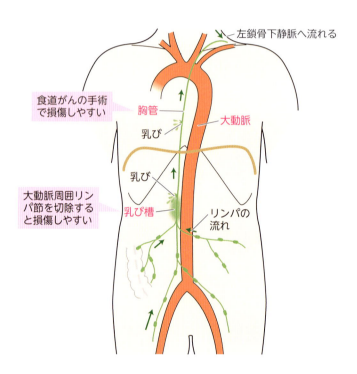

図1 リンパ漏（乳び漏）のメカニズム
太いリンパ管が損傷すると乳び漏になる

❋ なぜその合併症がその時期に発生するのか

　　リンパ液は透明でさらっとしており、脂肪分の含有が少ない場合には乳白色には見えません。食事を摂取すると腸管から吸収された脂肪分がリンパ管から胸管へ入り、リンパ液が白濁していきます。そのため食事開始の時期に乳び漏がはっきりしてきます。

✳ どのドレーンから排出されるか

乳び漏の原因は胸管の損傷によるものです。胸管は大動脈に沿って腹腔内から胸腔内へ走行しますので、乳び腹水は大動脈周囲リンパ節郭清を行うような手術で起こりやすく、乳び胸水は胸腔内で大動脈周囲のリンパ節を郭清する食道がんで起こりやすくなります。

✳ 排液の性状

脂肪成分を多く含んだリンパ液のため乳白色に見えます（図2）。

✳ ほかの判別方法

脂肪分を多く含んだ食事をとるとリンパ液中に脂肪成分が入るため白濁します。絶食もしくは脂肪分の少ない食事にすると、量が減り、透明に近くなってきます。肉眼で判別が難しいときは、排液中のトリグリセリド値を測定します。リンパ漏では脂肪成分が多いためトリグリセリド値が高くなります（110 mg/dL 以上）。

発生後にどう対応するの？

✳ 合併症発症時にドクターコールは必要か

乳び腹水や胸水そのものが腹膜炎の原因となることはなく、緊急でドクターコールする必要はありません。ただし、排液が大量になった場合には、脱水から低血圧や頻脈となることがあり、その場合にはドクターコールが必要です。経口摂取や経腸栄養が開始されている場合には中止が必要かどうか確認してください。

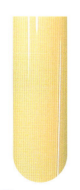

図2 ドレーン排液（乳び漏）
（文献1より転載）

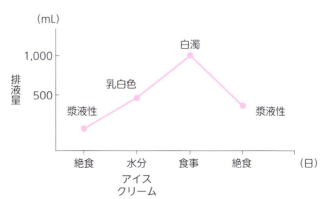

図3 リンパ漏（乳び漏）の排液量と性状の変化
食事、脂肪分の摂取で排液量と性状が変化する

6章 ドレーンからわかる合併症への対応

✳ 合併症発症後にナースは具体的にどのような対応をすべきか

　　　乳び漏の治療は、絶食と補液から開始されます。乳び漏は 1 日 1,000 mL 以上となることも多く脱水による低血圧、腎機能障害等に気を付ける必要があります。水分の摂取は可能ですが脂肪分の多い飲料や補食は乳び漏を悪化させます（図3）。隠れてアイスクリームや牛乳などを飲食していないか注意してください。薬物療法としてはオクトレオチドが使用されることがありますが保険適用はありません。乳び胸水の場合は外科的治療（胸管結紮）の適応となることがあります。

引用・参考文献

1）中森幹人ほか．"ドレーン排液カラースケール"．この一冊で手技・排液観察をマスター！消化器外科のドレーン管理．消化器外科ナーシング春季増刊．藤井秀樹編．大阪，メディカ出版，2007．

7章

ドレーンに関する術前術後指導

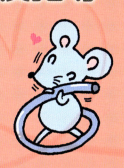

① ドレーンに関する術前術後指導

医療法人明和病院 看護部　末武千香　矢吹浩子
　　　　　　　　　　　すえたけ ちか　やぶき ひろこ

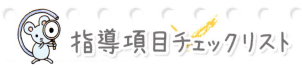

術前指導
- ☐ ドレーン留置の目的
- ☐ ドレーンのおおよその位置と本数
- ☐ ドレーン抜去の指標

術後指導
- ☐ ドレーンチューブ・排液バッグの取り扱いかた
- ☐ 創やドレーンの清潔保持
- ☐ ドレーン抜去後の注意点

在宅持ち帰り時のオリエンテーション
- ☐ ガーゼ交換
- ☐ 異常時の対処方法

✳ 指導目的

　術後ドレーンが留置されている患者さんは、ドレーン留置に伴い活動が抑制されるうえ、抜けてしまうのではという不安とともに「気になる」「動きづらい」ために不眠になることがあります。また、「つながれている」「いつになったら抜けるのか」という拘束感も感じながら生活しています。したがって、術前指導の目的は、手術後、ドレーン留置という状況下で安心して生活できることを援助することにあります。患者さんや家族がより安心できるために、イラストや写真などを用いて十

分に説明します（図1）。

　入院中の患者さんや家族は、ドレーンが留置されていても、何か困ったことがあればすぐに医師または看護師に相談し、その場で対処してもらえるため安心して過ごすことができますが、ドレーンを留置したまま退院する場合は「ドレーンを入れたままで本当に大丈夫か」「気をつけることは何なのか」などの不安を抱くことがあります。したがって、ドレーンを留置したまま退院する場合の指導の目的は、ドレーンを入れた状態で生活するイメージを持って安心して退院できることにあります。患者さんのみならずキーパーソンとなる人にも、必要な処置や技術などについて入院中から計画的に指導します。

　現在は、高齢者の手術が増えており、家族の協力を必要とする場合が多く、患者さんの家族に対する配慮も忘れずに行うことが大切です。

✳ 具体的な指導内容

◆ 術前指導

　入院期間が短縮されている現在、入院翌日に手術ということも少なくなく、手術前の説明やオリエンテーションは外来で行われることが多くなりました。そのため、十分にオリエンテーションがされているかどうかと、その内容を患者さんと家族が十分に理解しているかどうかを手術までに確認しておくことが大切です。

● ドレーンの留置目的とおおよその位置と本数、抜去時期

　手術前のオリエンテーションでは、具体的にイメージできるようにイラストや写真を用いるなどの工夫が必要です。オリエンテーション時に実物のドレーンを見せるとより効果的です。排液バッグ、チューブなど、それほど高額ではないので、病院と相談してオリエンテーション用に備えておくとよいでしょう（図2）。

　おおよそのドレーンの本数、何のためにドレーンを入れるのか、いつ・何を指標として抜去されるのか、感染予防に関すること、ドレーンの取り扱いかたなどを説明します。術式ごとにドレーンの留置目的や位置、本数はさまざまです。事前に医師に術式とドレーン留置予定位置と本数、抜去時期を確認しておきます。

　看護師がドレーン留置の必要性や期間、目的を十分に説明できないと、逆に患者さんの不安やストレスが増大してしまいます。患者さんや家族からの質問にも適切に答えられるように、手術に関して看護師自身が十分で確実な知識を持っておくことが重要です。患者さんのみならずキーパーソンも高齢な場合は、必要な処置や技術などについて入院中から計画的な指導が必要であり、手術前にはキーパーソンが誰か、ドレーンを持ち帰ることなどの医療行為が必要になった場合に患者さんまたはキーパーソンがその行為を行うことができるか、介護保険など社会的資源の利

手術後

○全身麻酔で手術を受けられた方は●●●号室へ入室していただきます。手術室から帰室後、処置終了後にご家族と面会していただきます。
○医師の指示があるまで飲んだり、食べたりすることはできません。寝返りをすることはできますが、身体にはチューブが入っているため、看護師がお手伝いをします。
○手術後の身体の状況は以下の図のようになっています。

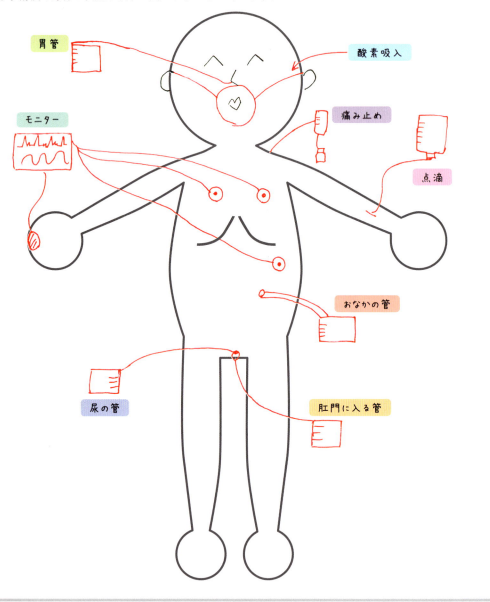

図1 術前オリエンテーション用紙（筆者の施設で使用しているもの）
患者さんによって術後の状態が変わるので、チューブや機械の位置を手描きで記入する。

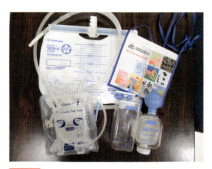

図2 患者説明・指導用ドレーン類

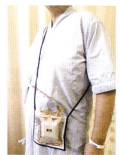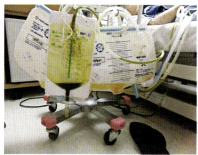

図3 排液バッグの取り扱いかたの例：ドレーンの持ちかた

左：ポシェットなどを利用する場合。ドレーン刺入部よりも低い位置になるようにし、チューブが図のように引っ張らないように注意する。
右：点滴支柱台につける場合。床面を擦らない位置に排液バッグを吊るし位置を調整する。

用状況はどうかなどを確認しておきます。入院から手術までが1～2日間の場合、医師や看護師、薬剤師などから次々と説明が行われるため、患者さんは疲労することがあります。精神状態に注意し、具体的な細かい指導は手術後に行うことも必要です。

◆ 術後指導

ドレーンの取り扱いに関する術後指導は、患者さんの離床が進み、行動範囲が拡大してくる時期から指導を開始します。その際チームのなかで言動が異なると、患者さんの不安や不信につながります。統一した内容となるよう指導基準や手順を整備しておきます。

● ドレーンの取り扱いかた

ドレーン固定位置の基本は、離床や体動の妨げにならないようにゆとりを持った位置であること、体動時の牽引によって屈曲・圧迫・抜去しない位置であることです。腹帯や下着、寝衣を着用する際に、誤ってドレーンを屈曲しないよう、ベッドに臥床する際に体の下敷きにならないように指導します。また、排液チューブがねじれないようにチューブの長さにも工夫をします。

● 排液バッグの取り扱いかた

排液バッグは逆流防止のため、常にドレーン刺入部よりも低い位置にあるように患者さんに指導します。排液バッグのチューブは比較的長さがあり、臥床時はチューブが床に着いてしまわないように固定し、離床時にも床面を擦ることがないように患者さんに持ちかたを指導します（図3）。排液バッグとドレーンの接続部は自然に緩んで外れることがあるため、患者さんに接続部の正常な状態（図4）を説明するほか、接続部の異常時の状態を十分説明し、万が一患者さん自身が異常を

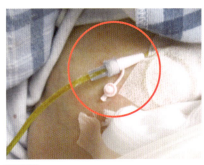 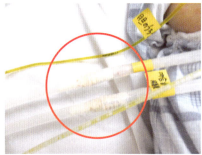

図4 ドレーンの接続部の説明
〇で囲んだ接続部の状況を説明する。
実際に触ってもらい正常時の状況を確認できるように指導する。

発見した場合でも、看護師を呼べばすぐに対処できるような体制であることを説明しておきます。

　術式により閉鎖式ドレーンが多数留置されていると、その数だけ排液バッグが必要となり体動の妨げになります。特に高齢の患者さんに対しては、実際の離床時に行動をよく観察し、どのようにすれば起き上がりやすいか、行動しやすいかを考え、危険のない位置にドレーンを固定することも必要です。看護師は患者さんが安心して離床を図ることができるように、個々の患者さんに合わせた指導ができるように心掛けましょう。

● ドレーンの清潔

　ドレーンには閉鎖式ドレーンと開放式ドレーンがあります。閉鎖式ドレーンはドレーン挿入路からの感染の危険性が少なくなり、ガーゼ交換が不要となることでほかの患者さんへの交差感染の要因を減らす効果もあります。開放式ドレーンではそのドレーンを被覆したガーゼの網目から細菌が容易に通りやすい状態となっています。したがってときには逆行性感染を起こす恐れがあります。患者さんへの指導は、開放創、または滲出液が多い場合の汚染時は、創傷部に直接触れないように指導するとともに、看護師へ知らせるよう説明します。

　ドレーン刺入部の周囲皮膚は、滲出液や血液などの老廃物がたまりやすいため、石けんや洗浄剤を用い清潔に保ちます。医師から許可がある場合は、入浴やシャワー浴で周囲皮膚の洗浄方法を指導します。その場合はドレーンが抜けないように注意することを説明します。患者さんは、ドレーンを留置したままで入浴やシャワー浴をすることに対して不安を抱いていることが多く、実際に介助を行いながら指導することが効果的です。

● ドレーン抜去時

　ドレーンの抜去時期を説明するためには、看護師はドレーンの留置目的や位置を

理解しておくことが重要です。ドレーンには予防的ドレーン・情報ドレーン・治療的ドレーンの3種類がありますが、ドレーンの留置期間に関する明確な基準はありません。CDC（米国疾病管理予防センター）のガイドラインでは、手術部位感染予防のためにできるだけ早期の抜去を推奨しています[1]。予防的ドレーンは不要となればすぐに抜去されます。情報ドレーンは、術式に応じて目的が異なりますが、術後24〜72時間、長くて1週間ほど留置されます。逆行性感染の危険もあり早期の抜去が望ましいとされています。治療的ドレーンは排液の性状や量により抜去を考慮するため、造影検査を行い、膿瘍腔の縮小状況を確認し、徐々にドレーンを細く、挿入部を浅くして死腔や遺残膿瘍を作らないように慎重に抜去する必要があります。

このようなドレーン留置の目的を念頭に置きながら、患者さんの状態経過と照らし合わせ、十分アセスメントしたうえで抜去時期について患者さんへ説明を行います。患者さんにとってドレーンが留置されている状態は、医療者が想像する以上にストレスとなっています。医師との連携をとらずに、安易な判断で患者さんに抜去の時期について期待するような言葉掛けを行うと、留置期間が長くなったとき、必要以上に不安を増大させてしまうことになるため、必ず医師と抜去の見通しについて連携をとって説明します。

●ドレーン抜去後

ドレーンを抜去した後は、その後の身体症状の何に患者さん自身の注意が必要かを説明します。腹痛や嘔気、抜去部の熱感が出現した場合にはすぐに伝えるように指導します。通常抜去した後は、一時的に発熱することがあります。孔は自然に閉鎖しますが、抜去部に感染をきたした場合や肝臓の手術後では、ドレーンを抜去した後も孔から滲出が続くことがあります。患者さんにドレーン抜去部から滲出液がある場合は知らせるよう指導し、看護師は抜去後の創の状態を観察していきます。

◆ ドレーンを持ち帰る患者さんへの退院指導

ドレーンを留置したままで在宅療養に移行する場合、患者さん・家族が在宅療養について十分理解したうえで納得しているかどうかを確認します。家族が在宅療養について理解が得られていない場合は、しっかり説明し、協力してもらえるようにする必要があります。またキーパーソンを確認し、患者さんとともに必要と思われる処置や技術などについて、入院中から計画的に指導します。その場合、できるだけ簡便な方法で、在宅療養中も容易に継続できる内容を指導することが重要です。また、介護者の負担を軽減するために、医療ソーシャルワーカー（MSW）と連携をとり、可能な限り介護保険などの社会的資源を利用したり、訪問看護を利用することなどの情報提供を行うことが必要です。

消化器外科 NURSING 2017 春季増刊

●安全管理

　在宅療養ではドレーンが抜けないように管理することが重要です。入院中はドレーンが抜けてもすぐに対処できますが、退院後はすぐに対処できず、病院に来院する必要があります。そのため、ドレーンが縫合糸で固定されている場合は、固定が外れている、固定が緩いなど縫合糸の固定状況について確認することを指導する必要があります。ドレーンがテープだけで固定されている場合は、テープの固定によるスキントラブルが起こらないように、スキンケアの指導も行います。また、排液の性状の観察について指導し、排液の色や量などの異常時には病院へ連絡することを指導します。

●活動抑制にならない工夫

　患者さんと家族は、入院中と同じ方法でドレーンを管理しなければならないと思ってしまいがちです。排液バッグを吊るすために、点滴棒や介護用ベッド、ベッド柵などの購入が必要ではないかと考えてしまう人もいます。家庭での生活環境を聞き、ドレーンを吊るす方法を家庭にある物のなかから一緒に考えて決めます。また、排液バッグをつけたままであることを気にして外出を控えてしまうこともあります。排液量に応じた排液バッグの大きさを選び、開放式ドレーンで滲出液が多い場合はパウチングを適応するなど、活動が抑制されないよう対策を一緒に考え指導します。

●異常時の対処

　ドレーン留置中は「排液が出なくなった、少なくなった」「出血している」「ドレーンが抜けた」などのドレーンそのものによるトラブルと、発熱や腹痛等ドレーンに関連したトラブルが予測されます。看護師は予測されるトラブルに対し、一つひとつ丁寧に対応のしかたについて指導します。パンフレットを作る際は、わかりやすく、できれば患者さん・家族に参加していただきながら作成するとよいでしょう。緊急時の対処として、いつでも外来受診できることや、必要時は入院が可能であることをあらかじめ説明しておくと、患者さん・家族の安心感にもつながり、在宅療養に対する精神的負担が軽減されます。

　地域医療との連携を行う場合には、かかりつけ医や訪問看護ステーションなどで24時間対応ができるように整えておくことが必要です。患者さん・家族に了解を得たうえで、入院中の指導内容や理解の状況、注意点など、看護上の必要な情報を地域医療機関へ連絡し、病院と在宅医療機関との理解や連携が十分とれる体制であることを説明しておくことも大切です。

　緊急時は、患者さん・家族も慌てることを予測し、緊急連絡をどのようにするかが一目でわかるように自宅の目につきやすい場所に連絡先を表示しておくよう勧めます。

✻ 具体的なパンフレットの例

具体的なパンフレットの一例として、当院のドレーンの清潔に関するパンフレットを示します。

手術後初めてシャワー浴をされる患者様へ

★**創を洗うことの重要性**

以前は"傷は濡らさない""乾燥させたほうが早く治る"といわれていましたが、最近は**傷口を洗うことによって菌の侵入を防ぎ、傷を早く治し、手術後3日目**には**シャワーをしたほうがいい**という報告があり医学的にも証明されています。そのため当院でも主治医の許可がある方は**手術後3日目からシャワーをしていただいています。**しかし、傷や、お腹の管が心配だと思いますので、注意点をまとめています。

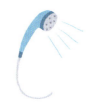

※シャワーは可能ですが、管が入っている場合には湯船に浸かることはできません。

★**手術後、初めてのシャワーは看護師が付き添います。**

傷の洗い方や、排液バッグを置く場所を説明し、手術後初めてのシャワーが安全に行えるよう付き添いをします。その後はおひとりになりますが、ご心配な方は看護師に申し出てください。

また看護師が付き添ったほうがいいと判断した場合には付き添いをさせていただきます。

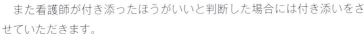

※点滴投与のチューブ、硬膜外チューブ（背中から入っている痛み止めのチューブ）が入っている状態でもシャワーに入ることは可能です。その場合は事前に準備をします。

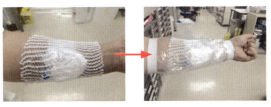

★**シャワーをする前の準備**

術後3日目に看護師がその日の予定を確認しながら、シャワー時間を調整します。シャワーはすべて予約制で時間は30分です。**傷やドレーン（管）はそのままシャワーをしても大丈夫です。**

ただし、ネラトンというチューブは糸で固定がされていないのでテープでちゃんと固定されているか確認します。

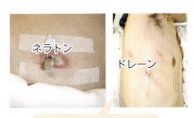

ネラトン　ドレーン

このままシャワーします。

1/2

下の排液バッグはナイロン袋に入れます。

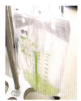 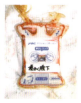 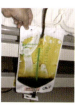 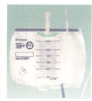

★傷の洗いかた
①石けんを手に取り、泡立てましょう。
②泡立てた石けんを傷・ネラトンの挿入部につけ、**指で優しく洗います**。
　タオルでゴシゴシと洗うことはしないでください。
③最後にシャワーをかけ、**石けん分をしっかり洗い流しましょう**。

★ひとりで入られる時の注意点
①創部の準備
　ガーゼがある場合は脱衣所で剥がします。
　チューブがある場合は、事前に看護師がテープで固定を確認します。
　※シャワー中、チューブが抜けたらすぐにナースコールで知らせてください。

周囲をしっかり洗いましょう。

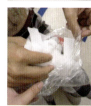

②排液バッグの準備
　看護師がバッグをポリ袋へ入れます。
③浴場での準備
　ガーゼは脱衣所にて外し、ポリ袋に入れて看護師に渡してください。

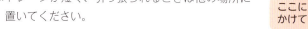

④排液バッグの置き場所
　ビニール袋に入れたバッグにS字フック（浴室に設置しています）を使い、背柱（背もたれの所）にかけてください。
　※ドレーンが短く、引っ張られるときは他の場所に置いてください。

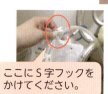 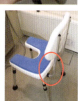

ここにS字フックをかけてください。

⑤シャワー浴後に行うこと
　シャワー終了後はポリ袋を外し、外したポリ袋はごみ箱へ捨ててください。
　チューブを固定しているテープを取り換えますので、自室に帰られ、落ち着かれましたらナースコールを押してください。

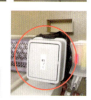

入浴中にご気分が悪くなられた場合は直ちにナースコールを押してください

よくある質問と回答例

ドレーンを留置した状態での外出時の注意点は？

ドレーン排液バッグをポシェットのような袋に入れ、洋服と肌着の間に入れたり、ズボンのポケットを利用して、外見からわからないように工夫することができます。その場合チューブが曲がらないように注意しましょう。また、普段どおりに排液があるかをときどき確認しましょう。排液がなかったり異常を感じたときは、病院に連絡ができるよう、連絡先を携帯しておくとよいでしょう。

閉鎖式ドレーンの場合、排液バッグをどうするかに患者さんは悩み、外出しづらくなります。工夫として、排液量に応じたバッグ容量を考慮した選択が必要です。ドレーン留置部より低い位置になるように、ベルトやポケット、ポシェットなどの袋を工夫し、服の内側で他者から見えない工夫を行います。その場合にドレーンが屈曲しないように注意します。また、排液がきちんと出ているかの確認を行うように指導します。トラブル時に対応できるよう、連絡先を携帯するように指導します。

寝ているときのバッグの位置は？

バッグを体の位置より低くしてドレーンから排液しやすくしておくことが大切です。必ずしもベッドに寝る必要はありません。マットレスや布団を重ねて体の位置を高くしましょう。寝ているときにチューブが体の下敷きにならないよう、ゆとりのある長さを保てる位置に置くようにします。

排液バッグは、ドレーンを留置している体の位置より低い場所に置きます。退院後の寝具が布団の場合には、マットレスを重ねるなどの工夫を行えば、必ずしもベッドにこだわる必要はありませ

ん。寝ている場合は体の下敷きにならないようにチューブはゆとりのある長さとし、側臥位となるときにチューブが屈曲しないよう固定するテープの位置にも配慮するよう指導します。

お風呂は入れるの？

（入浴の許可は主治医に確認します。ここではシャワーが許可、入浴はダメな場合の対応を挙げています）

お風呂はドレーンが抜けるまで入れませんが、シャワーはできます。シャワーはドレーンが引っ張られないようテープで固定してから行ってください。寒い日は足湯をすると体が温まるので行ってみてください。ドレーンが抜けたときにすぐに対処できるようにしておくため、慣れないうちは病院が開いている日中の時間にすることをおすすめします。

　ドレーン留置の目的や位置、開放・非開放式ドレーン、全身状態によって入浴の判断は異なります。非開放式ドレーンの場合は入浴が許可されない場合もありますが、ストーマ用の装具などを利用して入浴できる場合があります。入浴できるかどうかを医師に確認する必要があります。入浴ができない場合は下半身浴など工夫した入浴方法を指導します。また、シャワー浴は許可されることが多く、シャワー浴時にはドレーンが抜去する危険が高くなるため、退院後、慣れないうちはすぐに対応できる日中に入ることを勧めます。

抜けたらどうするの？

抜けてしまったら病院に連絡してください。夜間や休日に抜けた場合もすぐに連絡をして、その後の指示を受けてください。病院の連絡先は常に携帯するようにしましょう。

　ドレーンが抜けると孔は閉鎖していきます。手術直後のドレーンは一度抜けると挿入困難な位置に留置されていることも多く、抜けることがないような管理が重要です。いずれにしても抜けた場合は速やかに医師に報告し、対処する必要があります。そのため退院後も何かあればすぐに連絡するよう指導します。

引用・参考文献

1）Mongram, AJ. et al. Guideline for prevention of surgical site infection. Infect Control Hosp Epidemiol. 20(4), 1999, 250-78.
2）土岐祐一郎監. 特集：ドレーンの観察力養成講座. 消化器外科ナーシング. 20(5), 2015, 379-419.
3）山田恵子. 患者指導お助け講座. 消化器外科ナーシング. 10(11), 2005, 42-50.

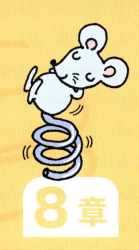

8章
ドレーン管理に必要な医療機器・医療材料の特徴はやわかり

① ドレーンの形状

和歌山県立医科大学附属病院　9階東病棟　**吉田純子**（よしだ じゅんこ）

和歌山県立医科大学　外科学第2講座　**北畑裕司**（きたはた ゆうじ）　**川井 学**（かわい まなぶ）　**山上裕機**（やまうえ ひろき）

フィルム型ドレーン

フィルム型、多孔型、ペンローズ型があります。

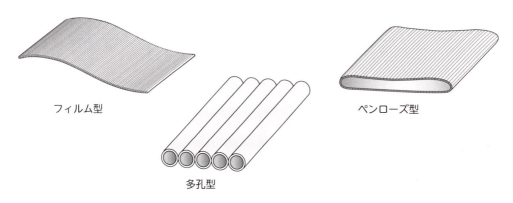

フィルム型　　多孔型　　ペンローズ型

特徴
- 薄く軟らかい膜状
- ドレーンの壁に多数の孔あるいは、溝を持ち、毛細管現象を利用するドレナージチューブである
- 屈曲しても排液が可能である
- 素材が軟らかく、臓器を損傷する心配が少なく、患者さんに与える苦痛が少ない
- 通常、開放式ドレーンとして使用する
- 主に腹腔内や皮下のドレナージに使用される

管理上の注意点
- 体動により、移動しやすい
- 内腔がつぶれやすく、入れ替え、洗浄や造影が困難である
- 凝血塊や壊死組織を含んだ粘稠な排液の場合は閉塞しやすい

主な製品例
ペンローズドレーン

チューブ型ドレーン

デュープル型、プリーツ型、単孔型、平型があります。

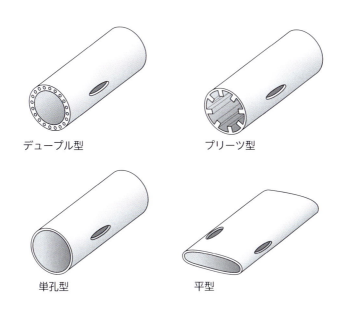

デュープル型　　プリーツ型

単孔型　　平型

特徴
- 管状のドレーンであり開存性に優れている
- 挿入先の移動が少なく、長期間使用できる
- フィルム型ドレーンなどの内腔を持たないドレーンに比べてドレナージルートの確保が行いやすく、入れ替えも容易であり、予防的ドレーンから治療的ドレーンへの移行も可能である
- デュープル型、プリーツ型は管壁に多数の通路や溝がある構造をしており、毛細管現象による排出機構も利用している。フィルム型ドレーンと比較して、内腔が閉塞しにくく、血液や膿などの粘稠な液体の排出に優れている

管理上の注意点
- 材質がやや硬く、先端部で臓器が損傷されないように位置の確認を慎重に行う必要がある
- 単腔型は屈曲すると内腔が閉塞する

主な製品例
3孔先孔ドレーン、プリーツドレーン、デュープルドレーン

サンプ型ドレーン

2腔型、3腔型、マルチドレーンがあります。

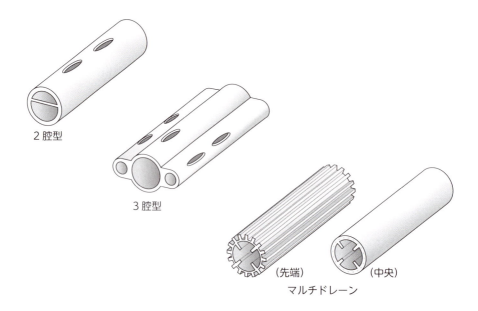

特徴
- 内腔が2つ(2腔型)または3つ(3腔型)に分かれているチューブ型のドレーンである。一方の腔から外気を導入し、他方の腔から体液を排出する構造(サンプ効果)を持つ
- 内腔を吸引しても、ドレーン先端が組織に吸着して損傷することが少ない
- 3腔構造タイプではさらに持続洗浄を行うことが可能であり、排液の粘稠度が高い場合や、腹腔内膿瘍や縫合不全のドレナージに用いられる
- 開存性が良好で比較的長期間、効率的な排液が可能である

管理上の注意点
- 周囲組織を吸い込み、予期せぬ損傷を起こす危険性がある
- サンプ効果による空気の逆流が、逆行性感染の原因となる危険性がある

主な製品例
サンプドレーン、イレウスチューブ、NGチューブ

ブレイク型ドレーン

先端の形状により、ラウンド型、フラット型があります。

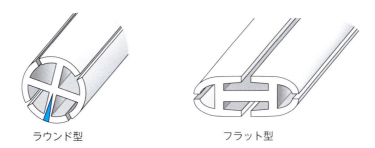

ラウンド型　　　　　フラット型

特徴
- チューブ型ドレーンのような内腔を持たず、4本の深い吸引溝で構成されたドレーンである
- 内腔を持たないため詰まりにくく、また吸引溝と周辺組織との接触面積が大きいため広範囲にドレナージが行える
- 全体はドレーン部、連結部、チューブ部から構成されており、吸引装置に連結して使用され、閉鎖式ドレナージ、能動的ドレナージが可能で携帯性もよい

管理上の注意点
- 柔軟で傷つきやすく、鋭利なものや、ミルキングローラーなどでの圧搾や過度の圧迫によって、切れたり裂けたりする可能性がある

主な製品例
blake®ドレイン

② ドレーンの材質

和歌山県立医科大学附属病院　9階東病棟　**吉田純子**
和歌山県立医科大学　外科学第2講座　**北畑裕司**　**川井 学**　**山上裕機**

ラテックス

- 組織反応性が強く、アレルギーなどの問題もあり、長期留置には向いておらず、現在、使用頻度は少ない

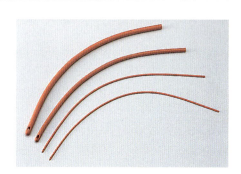

製品名：ネラトンチューブ
特徴
- 天然、あるいは合成ゴムから作られるラテックスは安価である
- 柔軟性がある

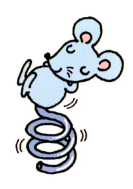

ポリ塩化ビニル（PVC）

- 可塑剤の使用により加工が容易であり、シリコンより価格が安く、頻用されている
- ある程度の硬さがあり、長期使用によって可塑剤が溶出しさらに硬くなる。そのため、生体適合性ではシリコンにやや劣る

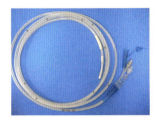

製品名：イレウスチューブ
（住友ベークライト）

特徴
- イレウスなどに対して腸管内減圧を行うことを目的に腸管内に留置して使用するチューブである
- 先端にバルーンが付いており、それを膨らませて固定・留置する
- 腸の蠕動運動とともにバルーンが前進し、イレウス状態を解除する
- サンプ型チューブである

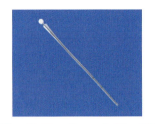

製品名：トロッカー カテーテル
（日本コヴィディエン）

特徴
- 胸水や腹水を除去する目的で、経皮的に胸腔・腹腔穿刺する
- さまざまな太さがあり、2.7〜10.7mmの套管針カテーテルが付いており、それによって穿刺する
- シングルルーメンタイプとダブルルーメンタイプがある

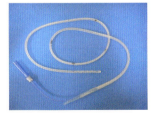

製品名：セイラム サンプ チューブ
（日本コヴィディエン）

特徴
- 経鼻または経口的に、胃または食道内に挿入・留置する
- 吸引、排液、排気、薬液などの注入および洗浄などに使用する
- 2腔型のサンプ型チューブである

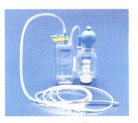

製品名：SBバック®（塩ビ ラウンドタイプ）
（住友ベークライト）

特徴
- 術後の創部の血液、膿、滲出液などを除去するためのチューブである
- 携帯用のディスポーザブル低圧持続吸引器に接続する

シリコン

- 生体的合成が高いため、頻用されている。消化液の影響も受けにくく、撥水性にも優れている。アルコールによる変性がない

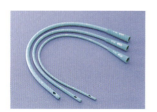

製品名：3 孔先穴ドレーン
（富士システムズ）

特徴
- 先端開孔、側孔 2 穴となっている
- 接続部はテーパーコネクタ(挿し込むだけで気密性が保たれる)になっている
- カテーテルには造影性がある
- 生体内でやや硬くなる
- 強度はやや劣るが、軟らかく、適合性がよい
- 重管構造である

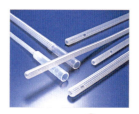

製品名：シラスコン®デュープルドレーン
（カネカメディックス）

特徴
- 多孔管構造である
- ドレーンの内径が大きい
- 適度な硬さがあり、ルートの確保が比較的容易である
- 造影のための放射線不透過ラインがある

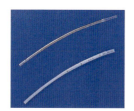

製品名：プリーツドレーン
（住友ベークライト）

特徴
- スタンダードタイプとソフトタイプがある
- スタンダードタイプは 2 つの側溝がある
- ソフトタイプはコネクタと一体型である
- 毛細管効果を備えており、閉鎖式ドレナージ管理が可能である
- 先端が薄く柔軟である

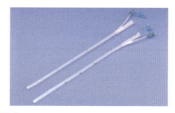

製品名：ファイコン 2Way タイプサンプドレーン
（富士システムズ）

特徴
- 2 腔型となっており、エアーベントルーメンのサンプ効果によって、創腔壁内および組織粘膜の吸着や出血を防ぐことができる
- 放射線不透過ラインがついている
- 持続吸引装置に連結して使用され、閉鎖式ドレナージ、能動的ドレナージが可能である
- サンプによる空気の逆流が、逆行性感染の原因となる危険性がある

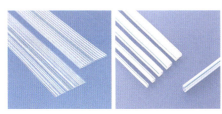

製品名：ペンローズドレーン AR
（富士システムズ）

特徴
- フィルム型、多孔型、フラット型、ラウンド型がある
- 柔軟性に優れ、生体組織への影響が少ない
- 内部の特殊構造による毛細管現象により排出する
- 体液、血液などが付着・凝固しにくい
- 剥離性に優れ、抜去が容易である
- 閉鎖式ではないため、逆行性感染に注意が必要である

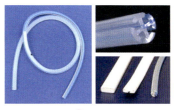

製品名：blake®ドレイン
（ジョンソン・エンド・ジョンソン）

特徴
- 4つの溝をもつソリッドコア構造である
- 形状はラウンド型とフラット型で5種類のサイズがある
- スリット開始部分から約5cmのところに黒点があり体表固定の目印となる
- ドレナージはスリット開始部分からスタートし、周囲のスペースが埋まることで、ドレナージエリアが徐々にスリット先端へ移動していく
- J-VAC®サクションリザーバーシステムに接続することで持続吸引が可能となる

blake®はジョンソン・エンド・ジョンソン株式会社の登録商標です。

③ 持続吸引器

和歌山県立医科大学附属病院　9階東病棟　吉田純子
和歌山県立医科大学　外科学第2講座　北畑裕司　川井 学　山上裕機

低圧持続吸引器

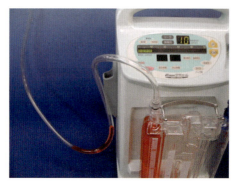

製品名：メラサキューム（泉工医科工業）

特徴
- 吸引ポンプや壁配管を用いた能動的吸引、毛細管現象や腹圧、落下圧などによる受動的吸引を利用した、ボトルシステムによる胸腔ドレナージ機器である。ボトルに入れた水（水封水）により患者側ドレーンと大気とを遮断する閉鎖式ドレナージである

管理上の注意点
- 排液以外で患者さんの分泌物の性状によって、泡状で吸引されてくる場合がある
- 患者さんとバッグの間のチューブが垂れているとチューブ内に血液などのたまりができる。その場合、垂れる幅（高さ）によっては排液や吸引ができなくなる。そのため常に患者さん（高い位置）からバッグ（低い位置）へ排液が流れるように設置する必要がある

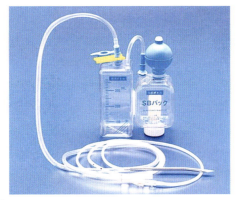

製品名：SBバック®（塩ビ ラウンドタイプ）（住友ベークライト）

特徴
- 術後の創部の血液、膿、滲出液、消化液、空気などを除去、減圧するために体内に留置したドレナージチューブを通して排出する、携帯用のディスポーザブル閉鎖式低圧持続吸引器である
- ゴム球により、吸引ボトル内を陰圧にし、バルーンを膨張させる。バルーンが元に戻るときに生じる吸引圧により排液を排液ボトル内に吸引する
- 目盛り付きの排液ボトルと吸引ボトルの2ボトル方式であり、排液量が10 mL単位で測定できる
- 排液口が広く排出操作が容易である

管理上の注意点
- 吸引器作動時にはエアリークなどに注意し、必ず吸引が行われているか、定期的に確認する必要がある
- 吸引器（排液ボトル＋吸引ボトル）を傾けたり、逆さにしたりすると、排液が吸引ボトル内に入り込み、吸引ボトルの性能に支障をきたすことがある。そのため、できるだけ吸引器は垂直に保ち、やむをえず横に倒す場合は、文字が印刷されている面を上にする必要がある
- 逆行性感染の可能性があるため、排液時には必ず板クランプを閉じる

サクションリザーバー

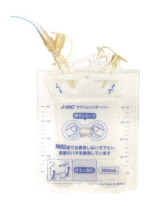

製品名：J-VAC®スタンダード型リザーバー（ジョンソン・エンド・ジョンソン）

特徴
- 150 mL、300 mL、450 mL と容量の違う 3 種類の製品がある
- blake®ドレーンチューブがセットになった製品である
- 1 本または 2 本のドレーンが装着可能である
- 内蔵されたバネの力を利用して排液バッグを圧縮し、陰圧をかけることで、持続的に排液を排出させる
- 初期の陰圧は－40 mmHg 前後、その後を平均すると－40 ～－20 mmHg 程度の陰圧が持続的にかかる。吸引圧は設定できない

管理上の注意点
- 排液バッグは体幹部と同じ高さで管理する。排液バッグを体幹部より 10 cm 低い位置に置いた場合、－10 cmH_2O の陰圧がかかる
- 排液バッグ内の排液量が多くなると吸引圧が低下するため、適宜排液する必要がある
- フラップを上げた直後に排液バッグが全部膨らむ場合はエアリークを疑う。エアリークを疑う場合は、ドレーンチューブの観察、ドレーン刺入部の観察を行う
- 排液バッグ内のスプリングは磁性体のため MRI 検査に影響を与える場合があるので、MRI 検査を行うときは必ず排液バッグを外す必要がある

J-VAC®、blake®はジョンソン・エンド・ジョンソン株式会社の登録商標です。

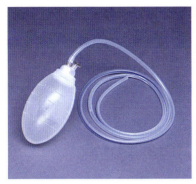

製品名：J-VAC® 100 mL バルブ型リザーバー
（ジョンソン・エンド・ジョンソン）

特徴
- blake®ドレーンチューブがセットになった製品である
- 容器の弾性の反発力により、リザーバー内に陰圧（吸引圧）を生じさせる

管理上の注意点
- リザーバーが排液でいっぱいになった状態では排液、持続吸引が行われず、持続吸引効果が損なわれ、逆行感染の危険性がある
- 逆流防止弁の素材に天然ゴムとシリコンが用いられているものがあり、天然ゴムを用いたものではアレルギー症状などの発生に注意する必要がある

J-VAC®、blake®はジョンソン・エンド・ジョンソン株式会社の登録商標です。

気胸セット

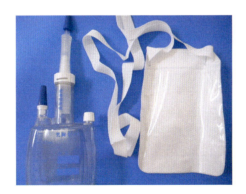

製品名：気胸セット

特徴
- 胸腔ドレーンからの排液をボトルに貯留し、モニタ弁を介してボトル外へ排気をする。また、逆流防止弁により胸腔内圧を大気圧以下に保ち、逆行感染を予防する

管理上の注意点
- カテーテルの接続後に患者さんに軽く咳をしてもらい、逆流防止弁、モニタ弁（球）の両方が同時に動かない場合は、カテーテルが正しく胸腔内に留置されていない可能性がある
- 排液ボトルにたまった滲出液が、ボトル内の逆流防止弁に触れないように注意する

8章 ドレーン管理に必要な医療機器・医療材料の特徴はやわかり

④ 排液バッグ

和歌山県立医科大学附属病院　9階東病棟　**吉田純子**

和歌山県立医科大学　外科学第2講座　**北畑裕司**　**川井 学**　**山上裕機**

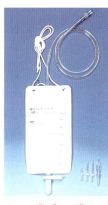
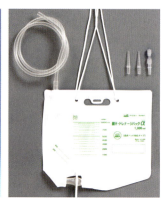

製品名：胆汁ドレナージバッグ シリーズ（アイエスケー）

特徴
- 経皮経肝胆道ドレナージ（PTCD、PTBD）や内視鏡的経鼻胆道ドレナージ（ENBD）などの採液バッグとして主に使用する
- 逆流防止弁がついているため、内容液の逆流は防止できる
- ロックリング（固定機能）付き接続管のほか、TPX（メチルペンテンポリマー）製の透明接続管3種が付属されており、どのような状況でも接続可能である

管理上の注意点
- バッグ上部には補強板が入っているため吊り下げた状態でのバッグのねじれがない
- 感染予防のため、7～10日間を目安に新しいバッグと交換が必要である

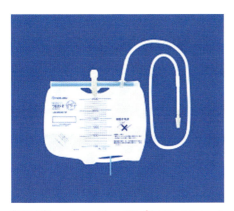

製品名：ウロガードプラス（テルモ）

特徴
- 持続的な導尿時に、尿道カテーテルと接続することで尿をためる製品であるが、いくつかのドレナージチューブに接続できるため、イレウスチューブに接続して使用するなどして頻用される
- 導尿チューブは、折れ曲がっても閉塞しにくい
- 通気フィルターは濡れても排液が漏れにくい

管理上の注意点
- 蓄尿バッグ全般で生じる「紫色蓄尿バッグ症候群」により尿が紫色などに変色してしまうケースがある。定期的に交換していたとしてもみられることがあるため、注意が必要である

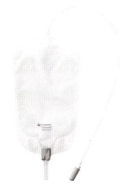

製品名：コンビーン レッグバッグ（コロプラスト）

特徴
- ベルトを使用し、下腿に装着することができる
- ワンタッチ操作の排出口で、排出口の開閉の確認が簡単である
- 裏面に不織布を使用しているため、装着時の肌ざわりがよい
- ねじれに強く、折れ曲がらないチューブで、逆流や、予期せぬ漏れを防ぐことができる
- 白い色をはじめ薄い色の衣服の下に着用しても目立ちにくいカラーを採用している

管理上の注意点
- 1週間程度で交換が必要である

8章　ドレーン管理に必要な医療機器・医療材料の特徴はやわかり

消化器外科 NURSING 2017 春季増刊　**235**

5 半閉鎖式ドレーン

和歌山県立医科大学附属病院　9階東病棟　**吉田純子**
　　　　　　　　　　　　　　　　　　　よしだ じゅんこ

和歌山県立医科大学　外科学第2講座　**北畑裕司**　**川井 学**　**山上裕機**
　　　　　　　　　　　　　　　　　きたはた ゆうじ　かわい まなぶ　やまうえ ひろき

ペンローズドレーンなどの開放式ドレーンにパウチを貼り付け、排液量の測定や、ふたを開けて性状やにおいを確認することができます。逆行性感染の観点から近年ではあまり使用されません。

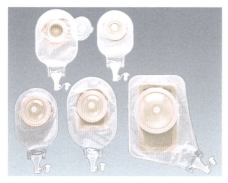

製品名：サージドレーンオープントップ（アルケア）

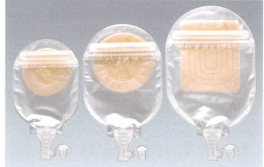

製品名：サージドレーンジッパー（アルケア）

特徴
- 体幹部におけるドレーンから、排液および膿状分泌物などの排液を除去するために用いられる
- 排液をパウチや排液バッグにためるので、正確な排液量や性状を把握できる
- 面板および袋部からなる排液バッグで、面板にて袋部を体幹に貼付して排液などを貯留・保持し、必要に応じて排出口から排出することができる。また面板にて、ドレーンなど周囲から漏れる排液などが皮膚に付着することを防ぐ

管理上の注意点
- 貼付状況を観察し、排液の漏れ、皮膚保護剤周囲の剥がれなどが起きたとき、または、起きそうなときは速やかに新しいものと交換する必要がある
- 皮膚状態観察のために、最大1週間を目安に交換する
- 排液がドレーン周囲にたまった状態にしておくと、逆行性感染や排液漏れの原因となる

索引

欧文

EBD ·················· 26
EBS ·················· 26
ENBD ············· 26, 73
ENPD ·············· 26
ERBD ·············· 26
NGチューブ ·········· 25
PTBD ············· 25, 71
PTCD ·············· 25
PTGBD ············ 25
RTBD ·············· 74
S状結腸切除術 ····· 136, 139

い

胃局所切除術 ·········· 102
胃全摘術 ············· 98

う

ウインスロー孔 ·········· 22
ウインスロー孔ドレーン
·············· 98, 108, 114
右傍結腸溝 ············· 22
右傍結腸溝ドレーン ·· 137, 152

え

エアリーク ············· 63
エプロンの着用方法 ······· 57
エプロンの外しかた ······ 58

お

横行結腸切除術 ····· 136, 139
オープンドレナージ ······· 12
(ドレーンの)折れ ······ 171

か

ガーゼ交換 ············· 38
開放式ドレーンのガーゼ交換
·················· 38
開放式ドレナージ ········ 12
回盲部切除術 ······· 136, 139
外瘻 ······ 69, 80, 82, 83, 122
肝細胞がん ············ 107
肝切除術 ············· 107
感染 ················· 175
感染対策 ············· 55
感染胆汁 ············· 77
感染を伴った膵液漏 ····· 191
肝離断面ドレーン ···· 108, 114

き

逆行性経肝胆道ドレナージ · 74
胸腔ドレーン ············ 59
――の刺入部 ··········· 61
――のドレナージシステム
·················· 62
――の排液の観察 ······· 63
――の排液バッグの交換 · 64
――の留置位置 ········· 60
胸水 ············· 32, 95, 96

く

クローズドドレナージ ····· 13

け

経肛門的吻合部ドレーン ·· 144
経肛門ドレーン ··········· 150
経鼻胃管 ··· 25, 69, 86, 94, 102

――の固定部の観察 ····· 89
――の固定法 ·········· 88
――の種類 ············ 86
――の挿入部の観察 ····· 89
――の排液の観察 ······· 90
経皮経肝胆道ドレナージ
·················· 25, 71
経皮経肝胆嚢ドレナージ ··· 25
頸部外側ドレーン ········· 96
血液混じりの膵液 ········· 83
血性胆汁 ··············· 77
血性排液 ········ 32, 33, 187
結腸右半切除術 ····· 136, 139
結腸左半切除術 ····· 136, 139
結腸切除術 ············· 136
減黄 ················· 71

こ

骨盤死腔炎 ············· 151

さ

サイフォンの原理 ········· 14
サクションドレナージ ····· 14
左傍結腸溝 ············· 22
左傍結腸溝ドレーン ····· 137
サンプ型ドレーン ····· 19, 224

し

事故抜去 ·········· 64, 160
――の防止対策 ········ 161
自己抜去 ·········· 64, 156
――の防止対策 ········ 158
自然抜去 ············· 165

消化器外科 NURSING 2017 春季増刊　237

index

持続吸引器 ・・・・・・・・・・・・ 230

持続吸引ドレナージ ・・・・・・ 14

刺入部 ・・・・・・・・・・・・・・ 36

　――の観察 ・・・・・・・・・・ 39

　――の感染 ・・・・・・・・・ 175

術後指導 ・・・・・・・・・・・・・ 211

術後出血 ・・・・・・・・・・・・・ 185

術前指導 ・・・・・・・・・・・・・ 208

情報ドレナージ ・・・・・・・・・ 10

食道切除術 ・・・・・・・・・・・・ 94

人工肛門造設術 ・・・・・・・・ 148

す

膵液 ・・・・・・・・・・・・・・・・ 32

膵液漏／膵液瘻
　・・・・・・ 33, 37, 122, 127, 189

膵炎 ・・・・・・・・・・・・・・・・ 82

膵管チューブ ・・・・・・・・・ 69, 80

　――の固定部の観察 ・・・・ 83

　――の固定法 ・・・・・・・・ 82

　――の刺入部の観察 ・・・・ 82

　――の種類 ・・・・・・・・・・ 80

　――の排液の観察 ・・・・・・ 83

膵管ドレナージ ・・・・・・・・・・ 33

膵上縁ドレーン ・・・・・・・・・・ 99

膵全摘術 ・・・・・・・・・・・・・ 131

膵体尾部切除術 ・・・・・・・・ 126

膵断端ドレーン ・・・・・・・・ 126

膵頭十二指腸切除術 ・・・・・ 119

水疱 ・・・・・・・・・・・・・・・・ 36

せ

正常膵液 ・・・・・・・・・・・・・ 83

正常胆汁 ・・・・・・・・・・・・・ 77

接続外れ ・・・・・・・・・・・・・ 163

接続間違い ・・・・・・・・・・・ 163

（ドレーンの）切断 ・・・・・・ 165

セミクローズドドレナージ ・ 13

仙骨前面 ・・・・・・・・・・・・・ 24

仙骨前面ドレーン ・・・・・・・ 148

せん妄 ・・・・・・・・・・・・・・ 157

た

退院指導 ・・・・・・・・・・・・・ 213

ダグラス窩 ・・・・・・・・・ 22, 143

ダグラス窩ドレーン
　・・・・・・・・・・・ 137, 144, 152

多孔型ドレーン ・・・・・・・・・ 17

胆管炎 ・・・・・・・・・・・・ 71, 194

胆管チューブ ・・・・・・・・ 68, 71

　――の固定部の観察 ・・・・ 76

　――の刺入部の観察 ・・・・ 74

　――の排液の観察 ・・・・・・ 76

胆管ドレナージチューブ ・・ 114

淡血性 ・・・・・・・・・・ 32, 33, 187

胆汁リークテスト ・・・・・・・ 108

胆汁漏
　・・・・ 32, 33, 111, 122, 132, 193

淡々黄血性 ・・・・・・・・・・・・ 32

淡々血性 ・・・・・・・・・・・・・ 32

胆道再建 ・・・・・・・・・・・・・ 113

胆道切除術 ・・・・・・・・・・・ 113

胆道ドレナージ ・・・・・・・・・ 33

胆嚢炎 ・・・・・・・・・・・・・・ 71

胆嚢摘出術 ・・・・・・・・・・・ 113

ち

虫垂切除術 ・・・・・・・・・・・ 152

チューブ型ドレーン ・・・ 19, 223

超低位前方切除術 ・・・・・・・ 145

治療的ドレナージ ・・・・・・・・ 11

治療用チューブ ・・・・・・・・・ 68

　――の種類 ・・・・・・・・・・ 68

腸液混じりの膵液 ・・・・・・・・ 83

腸液様 ・・・・・・・・・・・・・・ 183

て

低圧持続吸引装置 ・・・・・・・・ 60

低位前方切除術 ・・・・・・・・・ 143

テープかぶれ ・・・・・・・・・・ 36

手袋の外しかた ・・・・・・・・・ 56

と

ドレーン ・・・・・・・・・・・・・ 61

　――の形状 ・・・・・・・ 17, 222

　――の材質 ・・・・・・・・・ 226

　――の種類 ・・・・・・・・・・ 16

　――の素材 ・・・・・・・・・・ 20

　――の留置部位 ・・・・・・・ 22

ドレーン固定 ・・・・・・・・・・ 28

ドレーン刺入部感染 ・・・・・・ 176

ドレーン抜去 ・・・・・・・・・・・ 9

ドレーン閉塞 ・・・・・・・・・・ 170

ドレナージ ・・・・・・・・・・・・・ 8

　――の種類 ・・・・・・・・・・・ 8

な

内視鏡的逆行性胆道ドレナージ
　・・・・・・・・・・・・・・・・・・ 26

index

内視鏡的経鼻膵管ドレナージ
・・・・・・・・・・・・・・・・・・・ 26

内視鏡的経鼻胆道ドレナージ
・・・・・・・・・・・・・・・・・ 26, 73

内視鏡的胆道ステンティング
・・・・・・・・・・・・・・・・・・・ 26

内視鏡的胆道ドレナージ ・・・ 26

内瘻 ・・・・・・・・・ 69, 80, 84, 122

に

乳び胸 ・・・・・・・・・・・・・・・・・ 96

乳び漏 ・・・・・・・・・ 32, 33, 203

ね

（ドレーンの）ねじれ ・・・・・ 176

の

濃縮胆汁 ・・・・・・・・・・・・・・ 77

膿性胆汁 ・・・・・・・・・・・・・・ 77

は

排液観察 ・・・・・・・・・・・・・・・ 32

排液バッグ ・・・・・・・・・ 50, 234

肺尖部 ・・・・・・・・・・・・・・・・ 24

肺底部 ・・・・・・・・・・・・・・・・ 24

肺背側 ・・・・・・・・・・・・・・・・ 24

白色胆汁 ・・・・・・・・・・・・・・・ 77

ハルトマン手術 ・・・・・・・・・ 148

半閉鎖式ドレーン ・・・・・・・・ 236

半閉鎖式ドレナージ ・・・・・・・ 13

ひ

皮下気腫 ・・・・・・・・・・・・・・ 64

左横隔膜下 ・・・・・・・・・・・・・ 22

左横隔膜下ドレーン ・・・ 98, 126

ふ

フィルム型ドレーン ・・・ 17, 222

フィルムドレッシング材 ・・・ 29

腹腔内出血 ・・・・・・・・ 128, 134

腹腔内ドレーン ・・・・・ 119, 131

腹腔内膿瘍 ・・・・・・・・・・・・ 198

腹水 ・・・・・・・・・・・・・・ 32, 111

ブレイク型ドレーン ・・・・・・ 225

吻合部ステントチューブ
・・・・・・・・・・・・・・・ 120, 131

噴門側胃切除術 ・・・・・・・・・ 100

へ

閉鎖式ドレーンのガーゼ交換
・・・・・・・・・・・・・・・・・・・ 41

閉鎖式ドレナージ ・・・・・・・・ 13

閉塞性黄疸 ・・・・・・・・・ 68, 71

便汁様 ・・・・・・・・・・・・ 32, 183

ペンローズ型ドレーン ・・・・ 17

ほ

縫合不全 ・・・・・・・ 33, 132, 180

ま

マイルズ手術 ・・・・・・・・・・・ 148

マルチスリット型ドレーン ・ 20

み

右横隔膜下 ・・・・・・・・・・・・・ 22

右胸腔ドレーン ・・・・・・・・・ 95

ミルキング ・・・・・・・・・・・・・ 45

ミルキングローラー ・・・・・・・ 45

め

（ドレーンの）迷入 ・・・・・・・ 165

も

毛細管現象 ・・・・・・・・・・・・・ 12

モリソン窩 ・・・・・・・・・・・・・ 22

ゆ

幽門側胃切除術 ・・・・・・・・・・ 98

幽門保存胃切除術 ・・・・・・・・ 98

よ

予防的ドレナージ ・・・・・・・・ 10

る

ルート管理 ・・・・・・・・・・・・・ 42

わ

脇漏れ ・・・・・・・・・・・・・・・・ 36

消化器外科 NURSING 2017 春季増刊　**239**

このたびは本増刊をご購読いただき、誠にありがとうございました。編集部では、今後も皆様のお役に立てる増刊の刊行をめざしてまいります。読者の皆様のご要望、本書に関するご意見・ご感想など、編集部（e-mail：syokaki@medica.co.jp）までお寄せください。

ちゅーぶ君

Shoukakigeka Nursing
Gastroenterological Surgery Nursing

消化器外科NURSING 2017年春季増刊（通巻282号）

1から10までスルッとわかる
新人ナースのための消化器外科ドレーン管理

2017年4月5日発行　第1版第1刷	監　修	楠　正人
2019年6月10日発行　第1版第3刷	発行人	長谷川素美
	編集担当	柴田智美　糸井桃子　瀧本真弓　井奥享子
	編集協力	有限会社エイド出版
	発行所	株式会社メディカ出版

〒532-8588　大阪市淀川区宮原3-4-30 ニッセイ新大阪ビル16F
（編集）tel 06-6398-5048
（お客様センター）tel 0120-276-591
（広告窓口／総広告代理店）株式会社メディカ・アド　tel 03-5776-1853
URL　https://www.medica.co.jp
e-mail：syokaki@medica.co.jp

印刷製本　株式会社廣済堂

Printed and bound in Japan

- 無断転載を禁ず
- 乱丁・落丁がありましたらお取り替えいたします
- 本誌に掲載する著作物の複製権・翻訳権・翻案権・上映権・譲渡権・公衆送信権（送信可能化権を含む）は株式会社メディカ出版が保有します
- JCOPY〈（社）出版者著作権管理機構 委託出版物〉　本書の無断複写は著作権法上での例外を除き禁じられています。複写される場合は、そのつど事前に、（社）出版者著作権管理機構（電話 03-5244-5088、FAX 03-5244-5089、e-mail：info@jcopy.or.jp）の許諾を得てください

定価（本体4,000円＋税）
ISBN978-4-8404-5980-8